Problemdiagnose »Fibromyalgie«

Grundlagen zu wissenschaftlichen Ansätzen
über Diagnostik und Therapie
1. deutschsprachiger Konsens

Herausgegeben von
U. Moorahrend und J. Lautenschläger

Spitta Verlag GmbH & Co. KG
Ammonitenstraße 1
72336 Balingen

Anschrift der Herausgeber:

Dr. med. Uwe Moorahrend
Fachklinik Enzensberg
Höhenstraße 56
87629 Hopfen am See/Füssen

Dr. med. J. Lautenschläger
Klinik Auerbach
Heinrichstraße 4
64625 Bensheim

Die Deutsche Bibliothek – CIP-Einheitsaufnahme

Problemdiagnose »Fibromyalgie« : »Grundlagen zu wissenschaftlichen Ansätzen ;
über Diagnostik und Therapie ; 1. deutschsprachiger Konsens« / hrsg. von U.
Moorahrend und J. Lautenschläger. – 2. Aufl.. – Balingen : Spitta-Verl.,
2002
   ISBN 3-934211-33-X

Copyright 2002 by Spitta Verlag GmbH & Co. KG
Ammonitenstraße 1
72336 Balingen
Printed in Germany

Satz: Kranzbühler Werbeatelier, 72459 Albstadt-Lautlingen
Druck: Kessler Verlagsdruckerei, 86399 Bobingen

Inhalt

Pathogenese, Ätiologie und Mechanismen der Schmerzentstehung

Psychosoziale Belastungen und Schmerzempfinden

– Empirische Untersuchung mit Patienten, die an rheumatoider Arthritis leiden

B. P. Radanov, S. A. Frost, H. A. Schwarz, K. F. Augustiny

Zusammenfassung

Chronischer therapieresistenter Schmerz, der unzureichend durch eine periphere Läsion erklärbar ist, wird gewöhnlich als psychogener Schmerz bezeichnet und wird erheblich durch psychosoziale Faktoren bestimmt. Wir evaluierten mit Hilfe der »strukturierten biografischen Anamnese« die Beziehung zwischen Entwicklungsaspekten (im Sinne von funktionellen Störungen, Modell-Lernen, psychosozialer Belastung) und Schmerzerfahrung (Intensität des Schmerzes, affektive und affektiv-evaluative Dimensionen der Schmerzerfahrung und Wirksamkeit der Schmerzmedikation) bei 66 Patienten, die an rheumatoider Arthritis leiden. Die Arbeitshypothese war: Je größer die Belastung in der Entwicklung des Betreffenden, desto stärker der negative Einfluss auf die drei analysierten Aspekte der Schmerzerfahrung.

Signifikante Korrelationen zwischen Faktoren, die im Interview erfasst wurden und solchen, die gleichzeitig im Selbst-Erfassungsbogen aufgeführt waren, wiesen auf eine hohe interne Validität hin. Unter den drei analysierten Schmerzdimensionen zeigte sich eine signifikante Interkorrelation. Mittels einer multiplen Regression konnte aufgezeigt werden, dass jede der untersuchten Schmerzdimensionen mit unterschiedlichen unabhängigen Variablen korrelierte:

⇨ Die Intensität des Schmerzes korrelierte signifikant mit dem Stadium der Erkrankung gemäß Kriterien des American College of Rheumatology.

⇨ Die affektive und affektiv-evaluative Dimension der Schmerzerfahrung korrelierte mit dem sogenannten Interviewer-Geborgenheitsscore und der Beziehung des Patienten zu seinem jeweiligen Partner.

⇨ Die Wirksamkeit der Schmerzmedikation wies eine signifikante Beziehung mit dem Verständnis des Partners für die Schmerzproblematik des Patienten und der Dauer der Erkrankung auf.

Trotz dieser Signifikanzen muss die Bedeutung der gefundenen Korrelation dahingehend eingeschränkt werden, als dass die entsprechenden unabhängigen Variablen nur einen bestimmten Anteil an der Varianz erklären können (so werden nur 12% der Varianz der ersten abhängigen Variablen durch die unabhängigen Variablen erklärt, für die zweite sind dies 17% und für die dritte abhängige Variable 26%).

Die in den früheren Studien beschriebene Bedeutung der entwicklungsmäßigen psychosozialen Belastungen für das Verständnis des chronischen therapierefraktären Schmerzes muss nach diesen Erkenntnissen sorgfältig überdacht werden. Ein individueller Zugang, eingebettet in eine gute Arzt-Patient-Beziehung, ist die notwendige Voraussetzung für ein differenziertes Therapieregime.

Einleitung

Chronischer, therapierefraktärer Schmerz stellt ein beträchtliches Problem dar, sowohl die psychosozialen als auch die ökonomischen Implikationen sind von erheblichem Ausmaß *(Miller* und *Kraus,* 1990; *Pilowsky* und *Barrow,* 1990). Oft ist dieser Schmerz nicht eindeutig mit einer peripheren Läsion zu korrelieren und wird als psychogener Schmerz bezeichnet *(Pilowsky* und *Barrow,* 1990).

George L. Engel beschrieb 1959 erstmalig den sogenannten Pain-Prone-Patienten, d.h. einen Patienten, der eine Bereitschaft aufweist, unter chronischen Schmerzen zu leiden. Er entwickelte dieses Konstrukt aufgrund seiner klinischen Beobachtung, dass sich bei einer bestimmten Gruppe von Schmerzpatienten spezifische Erfahrungen in der Biografie wiederholten, die ihm als Prädiktoren für ein psychogenes Schmerz-Syndrom erschienen. Das Schmerzerleben im Rahmen dieses Syndroms ist dadurch gekennzeichnet, dass eine adäquate organische Genese der vom Patienten geschilderten Schmerzen nicht auffindbar ist und die Art und Weise der Beschreibung des Schmerzes deutlich affektbeladen und dem Körperschema des Patienten entsprechend ist *(Engel,* 1959).

Engel (1959) betont in seiner Ausführung die Qualität des Schmerzes als Grenzphänomen, das nicht in ein Reiz-Reaktionsschema passt und als Erlebnisqualität Ausdruck verschiedenster Beziehungsirritationen sei. Grenzphänomen bedeutet hier, dass im Gegensatz zu Sinnesqualitäten, die mit einem adäquaten Stimulus hervorgerufen werden können, das Schmerzerleben weder die zugrundeliegenden Reize hinreichend erklärt, noch die Möglichkeit einer eindeutigen Replizierbarkeit und damit auch keine Prognostizierbarkeit des Schmerzerlebens möglich ist.

Anhand dieser grundlegenden Überlegung zur Bedeutung des Schmerzes für Gesunde und Kranke postulierte *Engel* (1959), dass beim Pain-Prone-Patienten ein länger bestehendes Muster von psychosozialem Stress in der Kindheit nachgewiesen werden kann, welches er folgendermaßen zusammenfasste: Eltern,

die sich gegenseitig körperlich oder verbal angriffen, oder ihr Kind missbrauchten. Ein gewalttätiger Elternteil, häufig ein alkoholabhängiger Vater und ein sich unterordnender Elternteil. Eltern, die ihr Kind regelmäßig schlagen, daraufhin Schuld empfinden und versuchen, dies zu überkompensieren, allerdings mit einer geringen emotionalen Beteiligung. Auf diese Weise lerne das Kind die Verknüpfung, dass Schmerz und Leid Zuwendung bedingen. Darüber hinaus ein kühler und distanzierter Elternteil, der auf das Kind in anderer Weise Bezug nehmen kann, z.B., wenn dieses krank ist oder an Schmerz leidet. Dieser Mechanismus vollziehe sich in der Extremform bis zu dem Vorgang, dass sich das Kind eine Verletzung herbeiführe, um die Reaktion der Eltern auszulösen. Ein weiteres Merkmal dieses Musters ist die Ambivalenz gegenüber einem nahestehenden Menschen, der an einer Erkrankung leidet und dem das Kind auch aggressive Impulse entgegenbringt und sich aus diesem Grunde schuldig fühlt. Ebenso betrifft dies Kinder, die aggressiv oder verletzend waren, bis ein Ereignis sie zwang, dieses Verhalten zu revidieren, verbunden mit ausgeprägten Schuldgefühlen. Schließlich die Ablenkung einer Aggression, die ein Elternteil gegen den Partner oder ein Geschwister richtet, auf sich selbst; ein Vorgang, der beim Kind zu einer frühen Manifestation von Schuldgefühlen führt. *Engel* unterstreicht, dass es sich keinesfalls um eine homogene Gruppe von Patienten handle *(Engel,* 1959).

Engel (1959) führte zudem die Idee des Modell-Lernens ein, die sich auf die unbewusste Reaktivierung von bereits bei sich oder einer wichtigen Bezugsperson erfahrenen Schmerzen in der gleichen Körperregion bezieht. Gleichzeitig führte er doch an, dass eine Majorität der Pain-Prone-Patienten alle notwendigen Kriterien für die Diagnose einer Konversionsneurose darbieten *(Engel,* 1959) oder zumindest anamnestisch funktionelle Symptome *(Woodruff* et al., 1973), die den Konversionssymptomen gleichgesetzt werden, auffindbar sind.

Gemäß *Engel* (1959) zeigen Pain-Prone-Patienten zusammengefasst folgende Merkmale (*Hoffmann* und *Egle, 1993*):

1) deutliche Hinweise für bewusste und unbewusste Schuldgefühle, wobei der Schmerz offensichtlich die Funktion einer Sühneleistung hat;
2) einen lebensgeschichtlichen Hintergrund, der dazu prädisponiert, Schmerz in diesem Sinne einzusetzen;
3) eine lange Geschichte von Leid und Niederlagen und eine Intoleranz für Erfolg (masochistische Charakterstruktur) mit einer Neigung, Schmerzerlebnisse geradezu zu provozieren, wie die lange Liste von schmerzhaften Verletzungen, Operationen und Behandlungen zeigt;
4) aggressive Bedürfnisse, die stark gehemmt sind, nicht ausgelebt werden und an deren Stelle Schmerz tritt;
5) Entwicklung von Schmerz als Ersatz für einen Verlust, wenn eine Beziehung bedroht oder auseinandergegangen ist;
6) eine tendenzielle sadomasochistische sexuelle Entwicklung mit Auftreten von Schmerzepisoden bei konflikthaften sexuellen Impulsen;
7) eine Schmerzlokalisation, die bestimmt ist durch vorausgehende Schmerzerfahrung (»Schmerzgedächtnis«) oder Identifizierung mit sozialen Bezugspersonen, wobei der Schmerz des anderen als Modell für den Patienten in gleicher Weise eine Phantasie wie eine Realität sein kann;
8) dieses Persönlichkeitsbild wird verschiedensten deskriptiven Diagnosen, vor allem Konversionshysterien, Depressionen, Hypochondrien, wahnhaften Schizophrenien und weiteren zugeordnet. Viele Patienten sind diagnostisch keiner nosologischen Kategorie zuzuordnen.

Mit Recht wurde darauf hingewiesen (*Adler* et al., 1989), dass selten eine Arbeit, wie jene über den Pain-Prone-Patienten von *Engel* (1959), die Kliniker auf so lange Sicht faszinierte. Entsprechend wurden zahlreiche Studien durchgeführt, die einen empirischen Nachweis des Zusammenhanges von psychosozialem Stress in der Entwicklungsphase und Schmerzerfahrung aufzuweisen versuchten (*Adler* et al., 1989; *Blumer* und *Heilbronn*, 1982; *Egle* et al., 1991 b; *Elton* et al., 1994; *Violon-Jurfest*, 1980). Diese Arbeiten wiesen dennoch folgende Limitierungen in ihrem Design auf:

1) kleines Kollektiv (*Adler* et al., 1989; *Violon-Jurfest*, 1980);
2) mögliche Voreingenommenheit wegen der fehlenden Blindheit gegenüber der Diagnose des psychogenen und organischen Schmerzes (*Adler* et al., 1989; *Egle* et al., 1991 b);
3) Selektion der Patienten aus Schmerzambulatorien (*Adler* et al., 1989; *Blumer* und *Heilbronn*, 1982; *Egle* et al., 1991 b);
4) Die Identifizierung von Faktoren, die die Entwicklung eines psychogenen Schmerzsyndroms bedingen sollten, bei Patienten mit einem organisch begründbaren Schmerz; ein Faktum, welches nicht weiter reflektiert wurde (*Egle* et al., 1991 b).

Auf der anderen Seite wurde das Konzept der Pain-Proneness immer wieder in Frage gestellt, da sich eine empirische Grundlage in entsprechenden Studien nicht hinreichend darstellen ließ (*Merskey*, 1986; *Roy*, 1985). Zusätzlich zeigten andere Studien, dass die Faktoren, die vermeintlich zur sogenannten Pain-Proneness führen müssten, eher zu einer soziopathischen Persönlichkeitsstörung oder zur Depression führen (*Green*, 1978; *Martin* et al., 1974; *Rutter*, 1989).

Weiterhin konnten einige Studien zeigen, dass Individuen, die ein hohes Risiko für eine psychische Störung wegen der erfahrenen psychosozialen Belastung in der Kindheit trugen, dennoch in einem hohen Prozentsatz eine befriedigende soziale Funktionalität erreichten (*Cederblad* et al., 1994; *Dahlin* et al., 1990). Ein positives Ergebnis (bezogen auf die emotionale Reife, kognitive Fähigkeiten und Selbstsicherheit) in diesen Studien (*Cederblad* et al. 1994; *Dahlin* et al. 1990), obwohl die Risikofaktoren sehr ausgeprägt sind, wirft die Frage auf, ob ein vergleichbares Ergebnis, bezogen auf das Schmerzerleben, unabhängig von den psychosozialen Stressfaktoren zu erwarten wäre. Dies kann wohl erwartet werden, da die Schmerzerfahrung mitunter auf kognitiven Prozessen basiert, die in enger Verbindung mit der emotionalen Entwicklung einer Verwandlung unterliegen (*Lavigne* et al., 1986; *Rutter,* 1989).

Die vorliegende Studie hatte das Ziel, die Beziehung von psychosozialer Belastung und Schmerzerleben bei Patienten, die an rheumatoider Arthritis leiden, einer Erkrankung deren prominentes Symptom der Schmerz ist, zu erfassen. Die Arbeitshypothese war: Patienten, die anamnestisch funktionelle Störungen aufwiesen, in ihrem persönlichen Umfeld ähnliche Erkrankungen erlebten – im Sinne des Modell-Lernens – und in ihrer Kindheit einem besonderen psychosozialen Stress ausgesetzt waren, erfahren ihren Schmerz mit größerer Intensität, antworten schlechter auf eine medikamentöse Schmerztherapie und beschreiben ihren Schmerz in einer spezifischen Weise (insbesondere durch den Gebrauch affektiver und affektiv-evaluativer Dimensionen).

Methodik und Patientenkollektiv

Wir baten Patienten einer privaten rheumatologischen Praxis, die alle die Kriterien der American Rheumatism Association für rheumatoide Arthritis erfüllten (*Arnett* et al., 1988), nicht älter als 70 Jahre waren und Deutsch als Muttersprache hatten, an der vorliegenden Studie teilzunehmen. Wir legten eine Altersgrenze bei 70 Jahren fest, da einige Aspekte des sozialen Funktionierens jenseits dieser Grenze eine Bedeutungsveränderung erfahren können (Arbeit, Freizeit, Partnerschaft). Der Einfluss der rheumatoiden Arthritis kann dann eine grundlegendere Bedeutung für Bereiche der Lebensqualität aufweisen, die nicht primäres Ziel der vorliegenden Stu-

die waren. 66 der 68 Befragten stimmten einer Teilnahme an der Studie zu (mittleres Alter = 50,8 +/- 12,6 Jahre, Frauen 49 [74%], erwerbsunfähig 15 [23%]). Der Ausbildungsgrad war wie folgt verteilt: 7 (11%) hatten die Primarschule besucht, 46 (69%) waren Facharbeiter, 9 (14%) erwarben eine kaufmännische Ausbildung und 4 (6%) besaßen eine akademische Ausbildung. Bei allen Patienten (Tabelle 1) wurden die Dauer der Erkrankung, die American College of Rheumatology (ACR)-Kriterien für das global funktionelle Stadium (*Hochberg* et al., 1992), die radiologischen Steinbrocker-Kriterien (*Steinbrocker* et al., 1949) für das Stadium der Erkrankung und die Rheuma-Faktor-Serologie den Krankenakten entnommen, die durch den gleichen Rheumatologen geführt wurden. Die somatischen Variablen wurden erst zusammengestellt, nachdem die Interviews und Selbst-Erfassungsbogen vollständig bearbeitet waren.

Die Grundlage der Patientenerfassung der vorliegenden Studie bildete die »Strukturierte Biografische Anamnese« (*Egle* und *Hoffmann,* 1993). Dieses Instrumentarium wurde entwickelt, um die psychosozialen Belastungsfaktoren – mit starkem Fokus auf Beziehungsstrukturen in der Kindheit – in der Entwicklung einer Biografie zu erfassen. Aus diesem Instrumentarium wurden folgende Komponenten in dieser Studie eingesetzt:

a) Strukturiertes Interview mit den Elementen:

1) Erfassung früher funktioneller Störungen (*Egle* und *Hoffmann,* 1993; *Woodruff* et al., 1973) (siehe Tabelle I, Items 5-14);
2) Premorbidität (Kindheit und Adoleszenz einschließend): Anamnese eines Traumas oder einer relevanten Erkrankung, möglicherweise zu einer Hospitalisierung führend mit Fokus auf ein Modell-Lernen (d. h., das Individuum hat in der Vergangenheit erfahren, dass Leiden mit

einem Gewinn an Zuwendung und Liebe verbunden sein kann; eine Erfahrung, die das Krankheitsverhalten des Betreffenden prägt) (Items 15–18);

3) Familienanamnese, diese nimmt wiederum Bezug auf ein Modell-Lernen, das durch das Krankheitsverhalten nahestehender Personen bestimmt ist (Items 19–27), seelisch-nervliche Probleme oder eine Suchtproblematik bei den Eltern (Items 28–31);

4) Die Beziehungsstruktur des Patienten zu seinen Eltern und innerhalb der Familie, die eine potentielle Relevanz im Sinne der Pain-Proneness hat *(Adler* et al., 1989; *Egle* et al., 1991 a; *Egle* et al., 1991 b; *Egle* und *Hoffmann,* 1993; *Engel,* 1959) (Items 32–51). Die Charakterisierung der Eltern durch den Patienten während des Interviews wurde als positiv bewertet, wenn der Patient eine differenzierte Beschreibung der Beziehung liefern konnte, der eine emotionale Bindung zu entnehmen war. Ambivalente oder negative Beschreibungen wurden als negativ gewertet. Die gleiche Einteilung wurde bei der Frage nach der emotionalen Beziehung und der Qualität der Beziehung zu den Eltern verwendet (Items 36–37) und ebenso der Selbsteinschätzung des Patienten bezüglich der erlebten Geborgenheit während der Kindheit (Item 49). Der Interviewer-Geborgenheitsscore wurde von uns dem ursprünglichen Instrumentarium beigefügt und wurde abgeleitet aus der Auswertung des gesamten anamnestischen Materials und dem klinischen Eindruck des Interviewers (Item 52). Der Score umfasste 5 Grade, d. h. 1 = sehr schlechte Geborgenheit, hier ist anzunehmen, dass ein hoher Grad an emotionaler Deprivation entsteht; 2 = schlechte Geborgenheit, die Möglichkeit einer mäßigen emotionalen Deprivation ist anzunehmen; 3 = neutral; 4 = gute Geborgenheit, hier kann eine recht gute emotionale Stabilität erwartet werden; 5 = ausgezeichnete Geborgenheit, dies sollte sich in einer hohen emotionalen Stabilität und einer großen Selbstsicherheit zeigen.

b) Der Selbst-Erfassungs-Bogen gemäß *Egle* und *Hoffmann* (1993) fokussierte auf:

1) Einfluss der rheumatoiden Arthritis auf verschiedene Bereiche des Lebens des Patienten (Items 53–56);

2) Selbsteinschätzung der generellen (nicht ausschließlich zum Zeitpunkt der Untersuchung) Schmerzintensität durch die rheumatoide Arthritis bedingt (10 cm visuelle Analogskala) (VAS Item 57);

3) die Dimensionen des Schmerzerlebens wurden dem Selbsterfassungsbogen *(Egle* und *Hoffmann,* 1993) gemäß dem McGill-Pain-Questionnaire *(Melzack,* 1975; *Radvila* et al., 1987) hinzugeführt (Item 58). Hier interessierte die affektive und affektiv-evaluative Dimension des Schmerzerlebens, welche wir positiv bewerteten, wenn eines oder mehrere der entsprechenden Adjektive durch den Patienten gewählt wurde;

4) die Wirksamkeit der Schmerzmedikation (Item 59) gemäß einer in fünf Grade eingeteilten Ordinalskala: keine Wirkung, schlechte Wirksamkeit, mäßige Wirksamkeit, gute Effizienz, sehr gute Wirksamkeit;

5) Selbsteinschätzung der Beziehung zu den Eltern und Selbsteinschätzung der empfundenen Geborgenheit in der Kindheit (hier wurden jeweils visuelle Analogskalen angeboten) (Items 60–62). Diese Items entsprechen der Selbsteinschätzung von Aspekten, welche im Interview erörtert wurden;

6) Einschätzung der Qualität der Partnerbeziehung und des Verständnisses, das der Partner der Schmerzproblematik des Patienten entgegenbringt (Items 63 und 64);

7) die sogenannten Mutter-, Vater- und Partner-Scores (Items 65–67). Jeder dieser Scores wurde aus der Summe der 16 sich polar zueinander verhaltenden Adjektive (so z.B. einfühlsam vs. nicht einfühlsam, egozentrisch vs. aufopfernd), die den Betreffenden charakterisieren sollten, gebildet. Die Adjektive erhielten so einen Wert zwischen –5 und +5 Punkten, wobei die Mitte – also der Bereich der Ambivalenz – als Null-Punkt gesetzt wurde (so ergab sich ein möglicher Gesamtscore von +80 bzw. –80);

8) Aspekte der Angst, d.h. situative Angst (State-Anxiety) und Angst als Persönlichkeitsmerkmal (Trait-Anxiety), wurden mit Hilfe der deutschen Version des State-Trait Anxiety-Inventory erfasst (STAI-X1 und STAI-X2) *(Laux* et al., 1981) (Items 68 und 69). Die Zustandsangst ist demnach gekennzeichnet durch Anspannung, Besorgtheit und Nervosität, innere Unruhe und Furcht vor zukünftigen Ereignissen sowie durch eine erhöhte Aktivität des autonomen Nervensystems. Die Zustandsangst variiert stark über die Zeit und die Vielfältigkeit der Situationen. Im Gegensatz hierzu soll die Angst als Persönlichkeitsmerkmal (d.h. Angstbereitschaft) stabil sein *(Laux* et al., 1981). So sollen Individuen mit hoher Angstbereitschaft mit einem stärkeren Anstieg der Zustandsangst reagieren, wenn sie Situationen als bedrohlich erleben. Die Höhe der Scores der Trait-Anxiety soll ebenfalls das Neurotizismus-Niveau des Patienten anzeigen, was die Verarbeitungsstruktur von stressbeladenen Ereignissen des Individuums reflektiert *(Costa* und *McCrae,* 1987; *Eysenck,* 1988). Der Range des

STAI-Scores liegt bei 20–80, Werte (für STAI-X2) über 38 (bei Frauen) und 35 (bei Männern) werden als pathologisch gewertet.

Um schließlich den Einfluss der rheumatoiden Arthritis auf verschiedene Aspekte der Funktionalität der Patienten zu erfassen, verwendeten wir einen Fragebogen, der spezifisch für Patienten mit rheumatoider Arthritis in Zürich *(Brühlmann* et al., 1994) aus dem Englischen *(Ramey* et al., 1992) übersetzt und validiert wurde. Dieser Bogen ist ein Ausschnitt aus einem »Health Assessment Questionnaire« *(Fries* et al., 1980; *Ramey* et al., 1992) und erfasst die Fähigkeit für folgende Tätigkeiten: Essen, Greifen, Hygiene, Aufstehen, Gehen, Anziehen, Erreichen und allgemeine Aktivitätsmöglichkeiten (für alle Bereiche zusammen 20 Fragen). Der sich ergebende Score wurde wie folgt berechnet: Volle Fähigkeit = 0, geringgradige Beeinträchtigung = 1, beträchtliche Einschränkungen = 2, Unmöglichkeit, die entsprechende Tätigkeit auszuführen = 3. Wenn eine Tätigkeit Hilfe einer anderen Person bedarf, wurde ein Punkt hinzugezählt (maximale Punktzahl 68, d.h. für jede der 20 Fragen maximal drei Punkte und für jeden der insgesamt acht Bereiche, der Hilfe einer anderen Person erfordert, ein Punkt).

Statistische Analyse

Es wurde für wichtig erachtet, zu prüfen, ob die Patienten im Interview und dem Selbst-Erfassungsbogen die erörterten Bereiche mit einer konsistenten inneren Konzeption angegangen haben. Dies war von Bedeutung, da den Patienten mit rheumatoider Arthritis in der Literatur ein angepasstes Sozialverhalten bescheinigt wurde *(Alexander,* 1950; *Blumer* und *Heilbronn,* 1982) und dies in ausgeprägtem Maße mit Autoritätspersonen (z.B. Ärzten). Zudem wurde ein beträchtlicher Grad an Introversion bei Polyarthritis-Patienten beschrieben *(Robinson* et al., 1972), was zu einer Differenz in der Offenheit im Interview und dem Selbst-Erfassungsbogen hätte führen können. Aus diesen Gründen führten wir eine Evaluation der internen Konsistenz dieser Daten mittels einer Korrelation der Items durch, die sowohl im Interview als auch im Selbsterfassungsbogen erschienen.

Zusätzlich prüften wir die interne Konsistenz der somatischen Kriterien durch das Korrelieren der Selbst-Erfassung (d.h. die Funktionsfähigkeit anhand des Health-Assessment Questionnaire) mit Einschätzung durch den Arzt (wie der global funktionelle Status nach den ACR-Kriterien und das radiologische Stadium der Erkrankung).

Zur Prüfung der Arbeitshypothese wurde eine multiple Regression durchgeführt mit jeweils folgenden abhängigen Variablen:

1) generelle Einschätzung der Schmerzintensität (Item 57);
2) affektive und affektiv-evaluative Dimensionen des Schmerzerlebens (Item 58) und
3) die Effektivität der Schmerzmedikation (Item 59).

Jede dieser Variablen wurde mit den folgenden unabhängigen Variablen korreliert:

– Dauer der rheumatoiden Arthritis (Item 1),
– globaler funktioneller Status gemäß ACR-Kriterien und das radiologische Stadium der Erkrankung (Item 2–3),
– Rheumafaktor (Item 4),
– Anamnese der funktionellen Störungen, die als vorhanden angenommen wurden, wenn eines der Items 5–14 positiv beantwortet wurde (wir prüften ebenfalls jedes Item zu funktionellen Störungen separat mit dem gleichen Ergebnis),
– Modell-Lernen an nahestehenden Personen (Item 21),
– der sogenannte Stress-Score, der sich gemäß Empfehlung der Verfasser des In-

strumentes *(Egle* und *Hoffmann,* 1993) aus den Items 32–51 zusammensetzt (jede Frage, die positiv beantwortet wird, erhält einen Punkt),
– der Interviewer-Geborgenheitsscore (Item 52),
– die Beziehung zum Partner und dessen Verständnis für die Schmerzproblematik des Patienten (Items 63 und 64 – bei Individuen ohne Partnerschaft wurde für die entsprechenden Items der Mittelwert der Gesamtgruppe eingesetzt, damit diese auch in der Regressionsanalyse berücksichtig werden können) und schließlich
– der Score für STAI-X2 (Item 69).

Die statistische Analyse wurde mittels des SPSS-X-Programmes durchgeführt (SPSS, 1988).

Resultate

Die Ergebnisse der strukturierten Anamnese und der Selbsterfassungsinstrumente sind in Tabelle 1 zusammengefasst, und einige der Items sind in den Anmerkungen nochmals erklärt.

Die Korrelation des ACR-globalen funktionellen Status und der Schmerzintensität ergab $r = .36$, $p < .003$, mit der Wirksamkeit der Schmerzmedikation $r = .20$, $p < .13$ und mit den affektiven und affektiv-evaluativen Dimensionen des Schmerzes ein $r = .26$, $p < .04$. Die Korrelation der physischen Aspekte des Health Assessment Questionnaire und des ACR-globalen funktionellen Status war $r = .55$, $p < .0001$ und mit dem radiologischen Stadium $r = .30$, $p < .015$. Die Dauer der Erkrankung korrelierte nicht signifikant mit den physischen Aspekten des Health Assessment Questionnaire $r = .15$, $p < .3$.

Die Korrelationen der drei untersuchten Aspekte des Schmerzerlebens waren wie folgt: Schmerzintensität mit der affektiven bzw. affektiv-evaluativen Dimension des Schmerzerlebens $r = .48$, $p < .0001$ und mit der Effektivität der Medikation r = −.49, p < .0001, und der affektiven und affektiv-evaluativen Dimension des Schmerzerlebens mit der Wirksamkeit der Medikation war r = .26, p < .04.

Die Korrelation zwischen verschiedenen psychosozialen Variablen zeigte folgendes: Stress-Score mit dem Interviewer-Geborgenheitsscore r = .73, p < .0001, Selbsteinschätzung der Geborgenheit mit dem Interviewer-Geborgenheitsscore r = .57, p < .0001, der Mutter-Score mit dem Interviewer-Geborgenheitsscore r = .55, p < .0001, der Vater-Score mit dem Interviewer-Geborgenheitsscore r = .49, p < .0001, der Stress-Score mit dem Mutter-Score r = −.55, p < .0001, der Stress-Score mit dem Vater-Score r = −.47, p < .0001. Die Selbsteinschätzung der emotionalen Beziehung zur Mutter mit der im Interview erfassten Beziehung zur Mutter korrelierten r = −.28, p < .023 und Selbsteinschätzung der emotionalen Beziehung zum Vater r = −.42, p < .001. Schließlich die Selbsteinschätzung der Geborgenheit während der Kindheit mit der im Interview erfassten Einschätzung korrelierten r = −.78, p < .0001.

Der Score des Trait-Anxiety-Bogens (nachfolgend STAI-X2) ergab folgende Korrelationen: STAI-X2 mit dem Interviewer-Geborgenheitsscore r = .31, p < .015, STAI-X2 mit dem Stress-Score r = .13, p < .32, STAI-X2 mit der Selbsteinschätzung der Geborgenheit r = −.26, p < .042, STAI-X2 mit dem Mutter-Score r = −.18, p < .17 und schließlich der STAI-X2 mit dem Vater-Score r = −.27, p < .044.

Die Ergebnisse der Regressionsanalyse (zwei Patienten haben inkomplette Selbstbeurteilungsbogen zurückgegeben und konnten nicht in der Regressionsanalyse berücksichtigt werden) ergaben folgendes:

1) Die Schmerzintensität korrelierte mit dem ACR-global funktionellen Status (R^2 = .12, $F_{[df=1/62]}$ = 8,35, p < .006);

2) die affektive und affektiv-evaluative Dimension der Schmerzerfahrung korrelierte signifikant (R^2 = .17, $F_{[df=2/61]}$ = 6.28, p < .004) mit dem Interviewer-Geborgenheitsscore (t = −2,69, p < .01) und der Einschätzung des Patienten bezüglich seiner Partnerbeziehung (t = −2.06, p < .05);

3) schließlich korrelierte die Effektivität der Schmerzmedikation signifikant (R^2 = .26, $F_{[df=2/61]}$ = 10.64, p < .0001) mit dem Verständnis des Partners für den Schmerz des Patienten (t = 4.17, p < .0001) und der Krankheitsdauer (t = −2.15, p < .04).

Diskussion

In der vorliegenden Studie wurde die Beziehung zwischen entwicklungsmäßigen psychosozialen Belastungen von 66 Patienten mit rheumatoider Arthritis und folgenden Dimensionen des Schmerzerlebens untersucht:

a) der Schmerzintensität;
b) der Wirksamkeit der Schmerzmedikamente und
c) den affektiv und affektiv-evaluativen Aspekten des Schmerzerlebens.

Diese Studie unterscheidet sich von früheren Untersuchungen, die den Zusammenhang von Schmerzverarbeitung und biografischen Aspekten evaluierten, hinsichtlich der Intention, eine Differenzierung von organischem und psychogenem Schmerzsyndrom vorzunehmen (Adler et al., 1989; Egle et al., 1991 a; Egle et al., 1991 b; Elton et al., 1994). In der vorliegenden Studie wurde der mögliche Einfluss psychosozialer Belastung auf das Schmerzerleben bei einer somatischen, schmerzverursachenden Erkrankung untersucht. Die Patienten rekrutierten sich aus einer privaten rheumatologischen Praxis. Sie erfüllten alle die Kriterien der Diagnose einer rheumatoiden Arthritis (Arnett et al., 1988) und wurden durch denselben Arzt hinsichtlich des somatischen Zustandes beurteilt und betreut. So war eine hohe Reliabilität der somatischen

Parameter gewährleistet, was durch die signifikante Korrelation zwischen dem funktionellen Stadium durch den Arzt und mittels Selbsteinschätzung durch den Patienten erfasst, bestätigt wurde. Alle Patienten litten an einem chronischen Schmerzsyndrom im Sinne der Kriterien der IASP *(Merskey,* 1986) und wurden in diese Studie aufgenommen, ohne dass der Interviewer zum Zeitpunkt des Interviews vom Behandler eine Information über den Krankheitszustand des Patienten erhielt. Die Patienten waren alle deutscher Muttersprache, so dass mögliche Unterschiede im Krankheitsverhalten (d.h. Schmerzerleben) nicht auf ethnokulturelle Unterschiede zurückzuführen sind.

Das Hauptinstrumentarium dieser Studie war die »Strukturierte Biografische Anamnese für Schmerzpatienten«, die sich als reliables Instrument in der Erfassung von psychosozialen Aspekten, die einen Einfluss auf die Schmerzverarbeitung haben, erwiesen hat *(Egle* et al., 1991 a; *Egle* et al., 1991 b; *Egle* und *Hoffmann,* 1993).

Faktoren, die in dieser Studie als entwicklungsmäßige psychosoziale Belastungen erfasst wurden, basieren auf der subjektiven Darstellung der aktuell aktivierten Erinnerungen. Das schmälert die Aussage in dieser Studie nicht, da wir mit *Rutter* (1989) einig gehen, dass die Konzeptualisierung von frühen, negativ beladenen Erfahrungen die aktuellen Konsequenzen aus diesen Erfahrungen bestimmt. Darüber hinaus weisen Korrelationsergebnisse zwischen den im Interview und den im Selbsterfassungsbogen erhobenen Daten eine gute interne Konsistenz auf. Dies kann als Indikator für ein konsistentes inneres Konstrukt des Patienten von seiner Vergangenheit angesehen werden. Dies ist wiederum Basis des Selbstbildes des Patienten, welches inhärent die Möglichkeit des Patienten, Beziehungen zu gestalten und mit stressbeladenen Erfahrungen umzugehen, widerspiegelt. Entsprechend dem oben angeführten, bildet die Reliabilität der Daten eine solide Basis für eine Diskussion und mögliche Konklusionen.

Es zeigten sich zwei herausragende Resultate bei dieser Studie:

1) Die untersuchten Aspekte des Schmerzes, d.h. Schmerzintensität infolge der rheumatoiden Arthritis, affektiv und affektiv-evaluative Dimensionen des Schmerzerlebens und die Wirksamkeit der Medikation, sind signifikant interkorreliert. Die drei genannten Aspekte des Schmerzerlebens korrelierten allerdings nicht mit denselben unabhängigen Variablen. Die Schmerzintensität korrelierte signifikant nur mit dem globalen funktionellen Status gemäß ACR-Kriterien, wobei lediglich 12% der Varianz erklärt werden können. Affektive und affektiv-evaluative Dimensionen des Schmerzerlebens korrelierten mit dem Interviewer-Geborgenheitsscore und der Beziehung des Patienten zu dem jeweiligen Partner, womit 17% der Varianz erklärt werden. Schließlich korrelierte die Wirksamkeit der Schmerzmedikation mit dem Verständnis des Partners für die Schmerzen des Patienten und der Dauer der rheumatischen Erkrankung mit einem Anteil der erklärten Varianz von 26%.

2) Variable, die als Hinweis auf eine Pain-Proneness gelten *(Adler* et al., 1989; *Blumer* und *Heilbronn,* 1982; *Egle* et al. 1991 a und b; *Engel,* 1959), wiesen keine signifikante Korrelation zu den drei untersuchten Aspekten des Schmerzerlebens auf.

Das darf dahingehend interpretiert werden, dass eine Einteilung in mehr psychogen bzw. organisch bedingtes Schmerzerleben vor dem Hintergrund der genannten Faktoren äußerst vorsichtig zu erfolgen hat. Dies insbesondere im Hinblick darauf, dass eine solche Interpretation das therapeutische Vorgehen in erheblicher Weise beeinflussen kann. Das kann manchmal dazu beitragen, das psychosoziale Funktionsniveau des Patienten zu beeinträchtigen.

Insgesamt lassen die Resultate dieser Studie darauf schließen, dass die Faktoren, die als prominent für den psychogenen Schmerz gelten, wie hohe Schmerzintensität *(Egle* et al. 1991 a), affektiv und affektiv-evaluative Dimension des Schmerzerlebens *(Kremer* und *Atkinson,* 1981) und mangelhafte Wirksamkeit der Schmerzmedikation *(Egle* et al., 1991 a) einander bis zu einem gewissen Grad überlappen, doch scheinen sie von unterschiedlichen Faktoren abzuhängen. Dieses Ergebnis stimmt mit Ergebnissen anderer Autoren überein *(Wade* et al., 1992; *Geisser* et al., 1994), dass verschiedene Dimensionen des Schmerzerlebens von unterschiedlichen Faktoren bestimmt werden.

Auffällig war der hohe Anteil der Patienten, die zur Beschreibung ihres Schmerzerlebens affektive und affektiv-evaluative Adjektive benutzten. Dies ist in Übereinstimmung mit vorangegangenen Untersuchungen *(Wade* et al., 1992), die dieses Phänomen auf die prolongierte Dauer der Erkrankung zurückführen.

Angstbereitschaft (hier der Score des STAI-X2) korrelierte signifikant mit dem Interviewer-Geborgenheitsscore und der Selbsteinschätzung der Geborgenheit, zeigte aber keine signifikante Korrelation mit den drei untersuchten Aspekten des Schmerzerlebens. Dieses Resultat spricht dafür, dass geringe Geborgenheit in der Kindheit (eine Folge hiervon könnte ein neurotisches Verhalten sein) nicht in eine lineare Beziehung zur Angst als Persönlichkeitsmerkmal (d. h. der Neurotizismus) gesetzt werden darf, wie dies auch frühere Untersuchungen betont haben *(Wade* et al., 1992; *Costa* und *McCrae,* 1987; *Eysenck,* 1988). Im Einklang mit anderen früheren Studien *(Arntz* et al., 1994) deuten die vorliegenden Ergebnisse darüber hinaus darauf hin, dass das Angstniveau nicht primär bzw. ausschließlich für das Schmerzerleben relevant ist.

Ein weiteres Ergebnis, das Aufmerksamkeit verdient, ist die fehlende signifikante Korrelation zwischen irgendeiner der abhängigen Variablen und einer Anamnese der funktionellen Störungen oder des Modell-Lernens. Dies ist besonders bemerkenswert, da beide Aspekte bei der Konversion zu finden sind, und der Schmerz eines der häufigsten Symptome der Konversion ist *(Merskey,* 1989; *Woodruff* et al., 1973). Diese Resultate sollten auch als Hinweis darauf gewertet werden, dass die Diagnose einer Konversion als Grundlage für ein chronisches Schmerzsyndrom aufgrund positiver Kriterien sorgfältig zu stellen ist *(Merskey,* 1989).

Weiter weisen die Ergebnisse der vorliegenden Studie darauf hin, dass die entwicklungsmäßigen psychosozialen Belastungen (wenn man den Interviewer-Geborgenheitsscore hinzu rechnet) bestenfalls einen bestimmten Anteil der Varianz erklären können, während der nicht erklärbare Anteil auf Variablen zurückzuführen ist, die durch die primäre Fragestellung dieser Studie nicht erfasst wurden bzw. nicht integraler Bestandteil der Methodik waren (z.B. Depression). Gestützt auf die vorliegenden Ergebnisse kann der Schluss gezogen werden, dass die in früheren Studien *(Adler* et al., 1989; *Blumer* und *Heilbronn,* 1982; *Egle* et al. 1991 und b; *Elton* et al., 1994; *Violon-Jurfest,* 1980) gefundene signifikante Relevanz zwischen entwicklungsmäßigem psychosozialem Stress und Schmerzerfahrung möglicherweise auf folgenden Faktoren basierte:

1) Selektion des Patientenkollektivs, das vorwiegend in Schmerzambulatorien rekrutiert wurde *(Adler* et al., 1989; *Blumer* und *Heilbronn,* 1982; *Egle* et al., 1991 a und b; *Elton* et al., 1994; *Violon-Jurfest,* 1980);
2) Einteilung der Patienten in eine psychogene und eine organische Gruppe *(Adler* et al., 1989; *Blumer* und *Heilbronn,* 1982; *Egle* et al., 1991 b), was möglicherweise zu einer besonderen Einstellungsvarianz, bezogen auf die Interviewkonzeption, geführt hat;
3) Versäumnis, den Anteil der erklärten Varianz durch die berücksichtigten Entwicklungsaspekte zu diskutieren.

Item Nr.	Variable	Resultate
Rheumatologische Kriterien		
1	Dauer der Erkrankung (in Jahren) (Mittelwert und SD [interquart.])	13.4 ± 10.5 [6–16]
2	ACR global funktioneller Status (Stadium I; II; III; IV)	29 (44%); 23 (35%); 12 (18%); 2 (3%) *
3	Steinbrocker – radiologisches Stadium (I; II; III; IV)	3 (4%); 36 (55%); 20 (30%); 7 (11%)
4	Rheumafaktor (positiv : negativ)	40 : 26 (61% : 39%)
Funktionelle Störungen		
5	Abdominelle Schmerzen während der Kindheit	7 (11%)
6	Rekurrenter abdomineller Schmerz nach der Adoleszenz	8 (12%)
7	Rekurrente Nausea oder Erbrechen	3 (5%)
8	Suizidale Gedanken †	19 (29%)
9	Seelische- oder Verhaltensprobleme	23 (35%)
10	Atemnot	7 (11%)
11	Dysmenorrhoe	24 (36%) (50% der Frauen)
12	Hysterischer Globus	9 (14%)
13	Appetitlosigkeit	9 (14%)
14	Sexuelle Gleichgültigkeit	35 (54%)
15	Anamnese einer traumatischen Verletzung	28 (41%)
16	Modellverhalten während der Rekonvaleszenz §	8 (9%)
17	Hospitalisierung während der Kindheit I I	29 (44%)
18	Hospitalisierung nach dem Jugendalter I I	63 (95%)
Familienanamnese		
19	Erkrankungen bei nahestehenden Personen	49 (74%)
20	Diese (Item 19) traten vor der rheumatischen Erkrankung auf	48 (73%)
21	Modell-Lernen bezogen auf nahestehende Personen §	9 (14%)
22	Chronische Erkrankung der Mutter	10 (15%)
23	Chronische Erkrankung des Vaters	10 (15%)
24	Chronische Erkrankung oder Behinderung eines Geschwisters	7 (11%)
25	Modell-Lernen bezogen auf dieses Geschwister (Item 24) §	3 (5%)
26	Chronische Schmerzen bei der Mutter	16 (24%)
27	Chronische Schmerzen beim Vater	7 (11%)
28	Seelisch-nervliche Probleme der Mutter in Kindheit des Patienten	15 (23%)
29	Seelisch-nervliche Probleme des Vaters in Kindheit des Patienten	5 (7%)
30	Alkohol- oder anderes Suchtproblem bei der Mutter während der Kindheit des Patienten	0%
31	Alkohol- oder anderes Suchtproblem beim Vater während der Kindheit des Patienten	6 (10%)

Tab. 1: Fortsetzung nächste Seite

Item Nr.	Variable	Resultate
Struktur der Beziehungen und der Stressfaktoren während der Kindheit und Adoleszenz		
32	Charakterisierung der Mutter (negativ)	41 (62%)
33	Charakterisierung des Vaters (negativ)	42 (64%)
34	Emotionale Bindung zur Mutter (negativ)	40 (61%)
35	Emotionale Bindung zum Vater (negativ)	43 (65%)
36	Qualität der Beziehung zur Mutter (nicht verlässlich)	32 (48%)
37	Qualität der Beziehung zum Vater (nicht verlässlich)	34 (51%)
38	Mutter konnte keine Zärtlichkeit zeigen ♥	35 (53%)
39	Vater konnte keine Zärtlichkeit zeigen ♥	42 (64%)
40	Dysfunktionale Beziehung der Eltern (inkl. Misshandlung)	25 (38%)
41	Verhalten des Patienten in Konfliktsituationen der Eltern ≠	14 (21%)
42	Körperlicher Missbrauch während der Kindheit **	11 (17%)
43	Sexueller Missbrauch während der Kindheit	8 (13%)
44	Tod eines Elternteils vor dem 18. Lebensjahr	4 (7%)
45	Scheidung der Eltern	4 (7%)
46	Länger als 6 Wochen von zu Hause separiert vor dem 14. Lebensjahr	17 (26%)
47	Spielzeug oder Puppe als potentielles Substitut für Bezugsperson ○	10 (15%)
48	Berufliche Situation der Eltern §§	51 (77%)
49	Unbefriedigende Geborgenheit	42 (64%)
50	Geborgenheits-Score im Interview < 75% ✚	20 (32%)
51	Schlechte ökonomische Situation vor dem 7. Lebensjahr	30 (46%)
52	Interviewer-Score der Geborgenheit (1-5 Punkte)	15 (23%); 17 (26%); 19 (29%); 10 (15%); 5 (8%)
Selbstbeurteilung der sozialen Funktion und des Schmerzerlebens		
53	Einschränkung der täglichen Aktivitäten wegen des Schmerzes (keine, wenig, mäßig, stark, extrem)	5 (8%), 12 (19%); 29 /47%); 12 (19%); 4 (6%)
54	Eingeschränkte Freizeitaktivitäten wegen des Schmerzes	45 (76%)
55	Reduzierung sozialer Kontakte wegen der rheumatoiden Arthritis	21 (33%)
56	Negativer Einfluss auf das Sexualleben	21 (33%)
57	Selbsterfassung der Schmerzintensität (VAS) Σ	4.5 ± 2.9
58	Affektive und affektiv-evaluative Dimensionen des Schmerzes H	53 (80%)
59	Effektivität der Schmerzmedikation (keine, schlecht, mäßig, gut, sehr gut)	2 (3%); 3 (5%); 15 (25%); 35 (57%); 6 (10%)
Selbstbeurteilungsbogen der Belastungsfaktoren, Aspekte der Angst und physische Aspekte		
60	Globale Beurteilung der Beziehung zur Mutter (VAS)	7.3 ± 2.4
61	Globale Beurteilung der Beziehung zum Vater (VAS)	7.1 ± 2.5
62	Geborgenheit in der Kindheit (VAS)	7.4 ± 2.5

Tab. 1: Fortsetzung nächste Seite

Item Nr.	Variable	Resultate
63	Einschätzung der Partnerbeziehung (VAS)	7.8 ± 1.8
64	Verständnis des Partners für die Schmerzproblematik (VAS)	7.3 ± 2.6
65	Mutterscore (VAS)	29.8 ± 21.6
66	Vaterscore (VAS)	27.2 ± 23.9
67	Partnerscore (VAS)	34.8 ± 21.2
68	STAI-X1	36.3 ± 10.4
69	STAI-X2	37.2 ± 10.0
70	Score der physischen Aspekte des »Health Assess. Questionnaire«	29.5 ± 15.4

Anmerkungen zu Tabelle 1

* Prozentangaben ergeben nicht immer einen Wert von 100 wegen Aufrundens.

† Die meisten Suizidgedanken hatten die Patienten während der aktiven Phase der Erkrankung, i.S. der aktuellen Überwältigung von dem Einfluss, den die Erkrankung vermeintlich auf das zukünftige Leben haben wird.

§ Bezogen auf die Anamnese einer traumatischen Verletzung: (Items 15 und 16) Symptome, die ähnlich den aktuellen waren, traten bei 7% und Symptome in der gleichen Körperregion bei 26% der Fälle auf. Bezogen auf Item 21: 18% hatten ähnliche Symptome und 26% in der gleichen Körperregion. Die meisten Verwandten (Item 19) wiesen eine Anamnese mit rheumatoiden Erkrankungen auf. Modell-Lernen bezogen auf Item 25: hier waren ähnliche Symptome bei 29% und in der gleichen Körperregion in 14% der Fälle zu finden.

|| Auf Item 17 bezogen: 30% während der ersten sieben Jahre und 21% zwischen sieben und 13 Jahren. Hospitalisierung nach der Adoleszenz (Item 18) zumeist wegen der rheumatischen Erkrankung.

♥ Zärtlichkeit (Items 38 und 39) wurde als positiv gewertet, wenn der Patient während des Interviews angab, dass die Eltern prinzipiell die Neigung hatten, Zärtlichkeit auch direkt körperlich auszudrücken (Umarmung, Streicheln).

≠ Dieses Item wurde gewertet, wenn der Patient als Kind Aggressionen, die zwischen den Eltern existierten, auf sich lenkte, Schuld empfand, Angst ausdrückte oder sich als schwarzes Schaf der Familie empfand.

** Von diesen gaben 11% an, dass körperlicher Missbrauch manchmal auftrat, bei 3% trat dies häufiger auf und in 3% der Fälle regelmäßig (Prozentangaben hier auf das gesamte Kollektiv bezogen).

○ Ein Spielzeug oder eine Puppe ersetzten die Eltern oder eine wichtige Bezugsperson.

§§ In 29% der Fälle waren beide Eltern berufstätig, bei 32% der Patienten hatten die Eltern ein eigenes Unternehmen, beispielsweise einen Bauernhof, und 17% waren aus anderen beruflichen Gründen stark engagiert. (Die Prozentangaben sind auf das gesamte Kollektiv bezogen.)

❖ Ein Geborgenheitsfaktor < 75% wird als Risikofaktor für die Entwicklung einer Pain-Proneness gesehen 75% (Item 59) *(Egle* et al., 1991 b).

Σ Jegliche VAS (Visuelle Analogskala) 10 cm oder 0–9 Punkte.

H Dies bezieht sich auf die affektive und affektiv-evaluative Dimension des Schmerzerlebens aus dem McGill-Pain-Questionnaire. Elf Patienten gaben keine dieser Kategorien an, 22 gaben eine an, sieben hatten zwei, 13 wählten drei, neun wiesen vier auf und vier Patienten beschrieben ihr Schmerzerleben mit fünf Adjektiven der affektiven, affektiv-evaluativen Dimension.

Tab. 1: Datensatz zur Analyse des Studienziels

Literatur

1. *Adler, R. H. [et al.]:* Engel's »Psychogenic pain and the pain-prone patient«: A retrospective, controlled clinical study. Psychosom. Med. 51 (1989): 87–101.
2. *Alexander, F.:* Psychosomatic medicine. New York: Norton, 1950.
3. *Arnett, F. C. [et al.]:* The American Rheumatsm Association 1987 revised criteria for the classification of rheumatoid arthritis. Arthritis Rheum. 31 (1988): 315-24.
4. *Arntz, A., L. Dreesen, P. De Jong:* The influence of anxiety on pain: attentional and attributional mediators. Pain 56 (1994): 307-14.
5. *Blumer, D., M. Heilbronn:* Chronic pain as a variant of depressive disease: The pain-prone disorder. J. Nerv. Ment. Dis. 170 (1982): 381–406.
6. *Brühlmann, P., G. Stucki, B. A. Michel:* Evaluation of a German version of the physical dimensions of the health assessment questionnaire in patients with rheumatoid arthritis. J. Rheumatol. 21 (1994): 1245–1249.
7. *Cederblad, M. [et al.]:* Salutogenetic childhood factors reported by middle-aged individuals: Follow-up of the children from the Lundby study grown up in families experiencing three of more psychiatric risk factors. Eur. Arch. Psychiatry Clin. Neurosci. 244 (1994): 1–11.
8. *Dahlin, L. [et al.]:* Childhood vulnerability and adult invincibility. Acta Psychiatr. Scand. 82 (1990): 228–232.
9. *Egle, U. T. [et al.]:* Ist eine frühe Differenzierung psychogener von organischen Schmerzpatienten möglich? Literaturübersicht und Ergebnisse einer Screeningstudie. Nervenarzt 62 (1991 a): 148–157.
10. *Egle, U. T., D. Kissinger, R. Schwab:* Eltern-Kind-Beziehung als Prädisposition für ein psychogenes Schmerzsyndrom im Erwachsenenalter: Eine kontrollierte, retrospektive Studie zu G.L. Engels »pain-proneness«. Psychother. Med. Psychol. 41 (1991 b): 247–56.
11. *Egle, U. T., S. O. Hoffmann:* Der Schmerzkranke. Stuttgart, New York: Schattauer Verlag, 1993.
12. *Elton, N. H., M. M. H. Hanna, J. Treasure:* Coping with chronic pain. Br. J. Psychiatry 165 (1994): 802–7.
13. *Engel, G. L.:* »Psychogenic« pain and the pain-prone patient. Am. Y. Med. 26 (1959): 899–918.
14. *Eysenck, M. W.:* Trait anxiety and stress. In: *Fisher S., J. Reason* (Eds). Handbook of life stress, cognition and health. Chichester, New York, Brisbane, Toronto, Singapore: John Wiley & Sons, 1988, S. 467–482.
15. *Fries, J. F. [et al.]:* Measurement of patient outcome in arthritis. Arthritis Rheum. 23 (1980): 137–145.
16. *Green, A. H.:* Psychopathology of abused children. J Am. Acad. Child Psychiatry 17 (1978): 92–103.
17. *Hochberg, M. C. [et al.]:* The American College of Rheumatology 1991 revised criteria for the classifi-cation of global functional status in rheumatoid arthritis. Arthritis Rheum. 35 (1992): 498–502.
18. *Hoffmann, S. O., U. T. Egle:* Psychodynamisches Verständnis von Schmerz. In: *Egle, U. T., S. O. Hoffmann:* Der Schmerzkranke. Stuttgart, New York: Schattauer Verlag, 1993, S. 91–106.
19. *Kremer, E., J. H. Atkinson:* Pain measurement: Construct validity of the affective dimension of the Mc-Gill Pain Questionnaire with chronic benign pain. Pain 11 (1981): 93–100.
20. *Laux, L. [et al.]:* Stait-Trait-Angstinventar. Weinheim: Beltz, 1981.
21. *Lavigne, J. V., M. J. Schulein, Y. S. Hahn:* Psychological aspects of painful medical conditions in children: I. Developmental aspects and assessment. Pain 27 (1986): 133–146.
22. *Martin, H. P. [et al.]:* The development of abused children. Adv. Pediat. 21 (1974): 25–73.
23. *Merskey, H.:* Classification of chronic pain: Descriptions of chronic pain syndromes and definition of pain terms: Pain (1986): Suppl. 3.
24. *Merskey, H.:* Pain and psychological medicine. In: *Wall, P. D., R. Melzack:* Textbook of Pain. Edinburgh, London, Melbourne, New York: Churchill Livingstone 1989, S. 656–665.
25. *Miller, T. W., R. F. Kraus:* An overview of chronic pain. Hosp. Com. Psychiatry 41 (1990): 433–440.
26. *Pilowski, I., C. G. Barrow:* A controlled study of psychotherapy and amitriptyline used individually and in combination in the treatment of chronic intractable, »psychogenic« pain. Pain 40 (1990): 3–19.
27. *Radvila, A. [et al.]:* The development of a German language (Berne) pain questionnaire and its application in a situation causing acute pain. Pain 28 (1987): 185–195.
28. *Ramey, D. R., J. P. Raynauld, J. F. Fries:* The health assessment questionnaire 1992. Status and review. Arthritis Care Res. 5 (1992): 119–129.
29. *Robinson, H. [et al.]:* A psychological study of patients with rheumatoid arthritis and other painful diseases. Y. Psychosom. Res. 16 (1972): 53–55.
30. *Roy, R.:* Engel's pain prone disorder patient: 25 years after. Psychoth. Psychosom. 43 (1985): 126–135.
31. *Rutter, M.:* Pathways from childhood to adult life. Y. Child Psychol. Psychiat. 30 (1989): 23–51.
32. *SPSS Inc.:* SPSS-X User's Guide. 3rd ed. Chicago: MacGraw-Hill, 1989.
33. *Steinbrocker O., C. H. Traeger, R. C. Battman:* Therapeutic criteria in rheumatoid arthritis. JAMA 140 (1949): 659–62.
34. *Violon-Jurfest, A.:* The onset of fascial pain: A psychological study. Psychoth. Psychosom. 34 (1980): 11–6.
35. *Wade, J. B. [et al.]:* A canonical correlation analysis of the influence of neuroticism and extraversion on chronic pain, suffering, and pain behaviour. Pain 51 (1992): 67–73.
36. *Woodruff, R. A. [et al.]:* A computerassisted derivation of a screening interview for hysteria. Arch. Gen. Psychiatry 29 (1973): 450–4.

Gibt es ein morphologisches Substrat der Fibromyalgie?

D. Pongratz

Einleitung

Im Gegensatz zum meist klar zu definierenden myopathologischen Substrat neuromuskulärer Systemerkrankungen sind pathologisch-anatomische Veränderungen bei der Fibromyalgie spärlich und mehrheitlich unspezifisch. Abbildung 1 a bis d soll diesen Kontrast in lichtmikroskopischen Übersichten hervorheben.

Myopathologisches Substrat typischer neuromuskulärer Systemerkrankungen (Abbildung 1 a bis c) im Gegensatz zur Fibromyalgie (Abbildung 1 d)

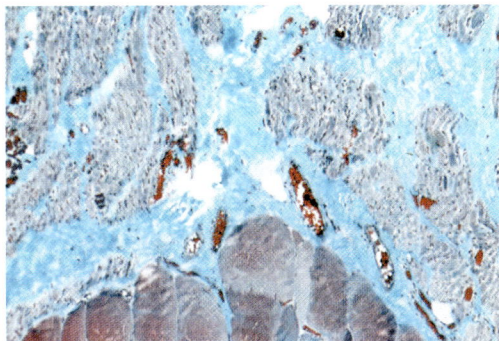

Abb. 1 b: Fortgeschrittene neurogene Muskelatrophie. Trichromfärbung. 100fache Vergrößerung.

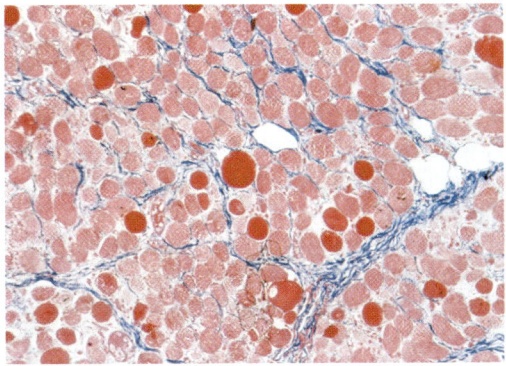

Abb. 1 a: Progressive Muskeldystrofie vom Typ Duchènne. Azanfärbung. 100fache Vergrößerung.

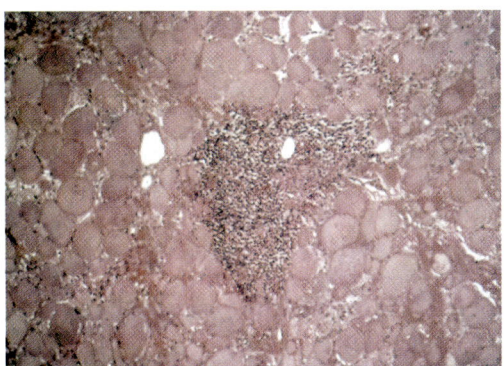

Abb. 1 c: Polymyositis. Trichromfärbung. 100fache Vergrößerung.

Als praktische Bedeutung leitet sich daraus ab, dass eine Muskelbiopsie mit Untersuchung in konventioneller Technik diagnostisch bei einer Fibromyalgie in aller Regel nicht weiterhilft. Für das Verständnis der Pathogenese erscheint es andererseits erforderlich, mit immer weiterführenden Methoden doch nach möglichen Strukturveränderungen in der Muskulatur zu suchen.

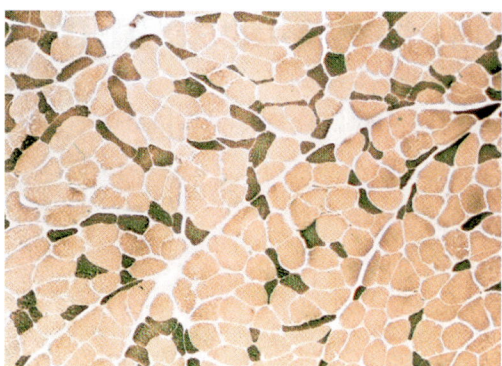

Abb. 1 d: Fibromyalgie nach längerem Verlauf. Myofibrilläre ATPase-Reaktion bei pH 9,4. 100fache Vergrößerung. Typ-II-Faser-Atrofie.

Literaturübersicht

Einige wichtige Arbeiten zur Myopathologie der Fibromyalgie aus den letzten 25 Jahren seien nachfolgend kurz zusammengefasst:

Miehlke et al. stellten 1960 lichtmikroskopisch eine etwas vermehrte feintropfige Fettbestäubung der Muskelfasern heraus und fanden zusätzlich in einigen wenigen Fällen hin und wieder schüttere lymphohistiozytäre Infiltrate im Perimysium, vereinbar mit dem inzwischen völlig verlassenen Terminus der »Fibrositis«. In der Folgezeit wurden entzündliche Veränderungen nie wieder bestätigt.

Fassbender wies 1975 elektronenmikroskopisch auf eine fokale Glykogenvermehrung, eine Kapillarschädigung sowie in fortgeschrittenen Fällen auf Texturstörungen der Muskelfasern hin.

Erstmals 1982 beschrieben *Henriksson* et al. aufgrund histochemischer Methoden anhand der NADH-Reduktase-Reaktion eine gewisse Mitochondrienproliferation in Typ-I-Muskelfasern, welche sie deskriptiv sogenannten »moth eaten fibers« zuordneten. *Kalyan-Raman* et al. bestätigten 1984 diesen Befund und wiesen zusätzlich auf eine Atrofie von Typ-II-Fasern hin.

Bengtsson et al. machten 1986 erstmals darauf aufmerksam, dass Einzelfasern nicht nur eine Umverteilung der Mitochondrien im Sinne sogenannter »moth eaten fibers« aufweisen, sondern, dass auch sogenannte »ragged fibers« vorkommen können. Der Terminus »ragged red fibers« ist von der Trichromfärbung abgeleitet, in welcher rötlich tingierte, aufgelockerte Einzelfasern zu sehen sind. Letztere wiesen zusätzlich eine vermehrte Kapillarisierung sowie histochemisch eine Ansammlung von Neutralfett und Mitochondrien auf, da die Mitochondrien nicht nur vermehrt, sondern auch abnorm strukturiert sind. In nachfolgenden Arbeiten *(Yunus,* 1989; *Drewes,* 1993) wurden die letztgenannten Befunde eher wieder relativiert, was zum Teil auch vom Biopsieort abhängig ist. In einer Übersicht über unser damaliges eigenes Material *(Pongratz,* 1991) konnten wir anhand von 22 Biopsien aussagen, dass im Wesentlichen von uns damals als unspezifisch gedeutete Strukturveränderungen des Muskels bei der Fibromyalgie in Abhängigkeit vom zeitlichen Verlauf auftreten. Während man bei kurzer Anamnese kaum nennenswerte Strukturveränderungen findet, stellt sich im Laufe der Zeit immer mehr eine Typ-II-Faser-Atrofie, gelegentlich auch eine vermehrte Fettbestäubung und Mitochondrienzeichnung der Typ-I-Fasern heraus. Ebenfalls nur bei längerem Verlauf findet man eine Verdickung der basalen Lamina kleiner Muskelgefäße. Entzündliche Veränderungen waren in unserem Material in keinem Fall nachweisbar.

Eine Mikroangiopathie mit Verdickung der basalen Lamina kleiner Muskelarteriolen konnte mehrfach bestätigt werden (Abb. 3). Zusätzlich besteht in speziellen Kapillarfärbungen der Eindruck einer Verminderung der Kapillarfläche.

Derzeitige eigene Ergebnisse

Wir haben in den letzten Jahren nunmehr ca. 50 Muskelbiopsien von Patienten mit Fibromyalgie histologisch, histochemisch, ultrastrukturell (Kooperation mit Herrn Prof. Dr. med. *J. Müller-Höcker,* Pathologisches Institut der Universität München) und zwischenzeitlich auch molekularbiologisch (Kooperation mit Herrn Prof. Dr. med. *K. D. Gerbitz* und Herrn Dr. med. *Obermaier-Kusser,* Institut für Klinische Chemie des Städtischen Krankenhauses München-Schwabing) untersucht.

Das Gewebe stammt in der Regel aus einem großen proximalen Extremitätenmuskel, nur in Einzelfällen aus der Nähe der Sehnenansatzregion, d. h. eines sogenannten »tender point«.

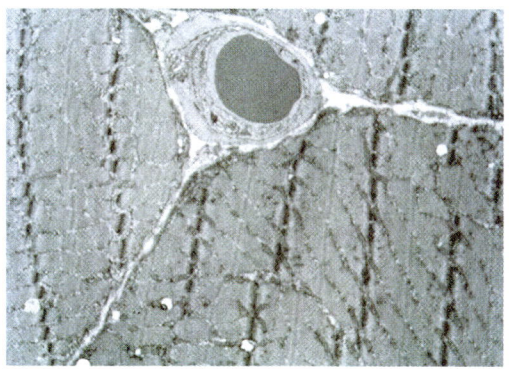

Abb. 3: Fibromyalgie mit mehrjährigem Verlauf. Elektronenmikroskopischer Nachweis einer Mikroangiopathie. 8000fache Vergrößerung.

Im Wesentlichen haben sich dabei die früheren Resultate bestätigt. Bei längeren Verläufen findet man in zunehmendem Maße eine Typ-II-Faser-Atrofie (vgl. Abb. 1 d), wie sie als unspezifischer Befund genauso bei der Inaktivitätsatrofie vorkommt. In einzelnen Muskeln zeigten sich relativ große Typ-I-Fasern mit Tendenz zur Typ-I-Faser-Hypertrofie.

Wiederum nur nach längerem Verlauf zeigen einzelne Typ-I-Muskelfasern eine geringe subsarkolemmale Mitochondrienvermehrung (Abb. 4) sowie eine grenzwertige Bestäubung mit Neutralfett (Abb. 5). Diese Befunde korrelieren ultrastrukturell mit einer mäßigen Akkumulation von Lipidtropfen sowie normal strukturierten Mitochondrien (Abb. 6). Nur in bisher vier Fällen zeigte sich das lichtmikro-

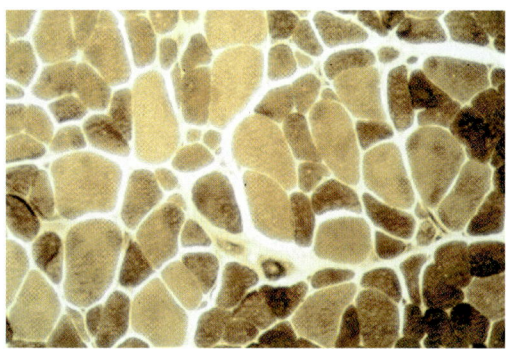

Abb. 2: Fibromyalgie mit längerem Verlauf. M. gastrocnemius. Myofibrilläre ATPase-Reaktion bei pH 9,4. 100fache Vergrößerung. Fokale Typ-II-Faser-Atrofie und Tendenz zur Typ-I-Faser-Hypertrofie.

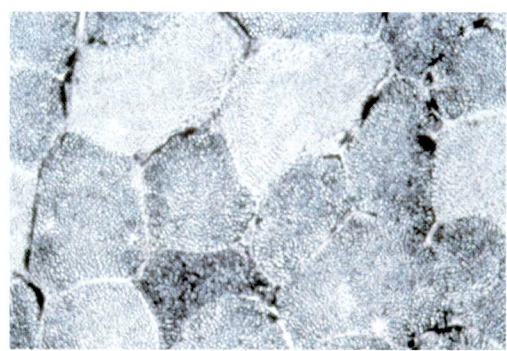

Abb. 4: Fibromyalgie mit mehrjährigem Verlauf. NADH-Reduktase-Reaktion. 400fache Vergrößerung. Fokale subsarkolemmale Mitochondrienakkumulation.

Eine Mikroangiopathie mit Verdickung der basalen Lamina kleiner Muskelarteriolen konnte mehrfach bestätigt werden (Abb. 3). Zusätzlich besteht in speziellen Kapillarfärbungen der Eindruck einer Verminderung der Kapillarfläche.

skopische Substrat einzelner sogenannter »ragged red fibers« (Abb. 7). Dabei ist quantitativ darauf hinzuweisen, dass es sich nur um wenige Einzelfasern innerhalb der Biopsien handelte und nicht um eine diffuse Ansammlung von ragged red fibers, wie man sie im

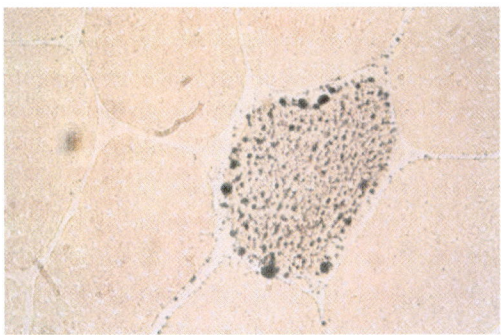

Abb. 5: Fibromyalgie mit mehrjährigem Verlauf. 400fache Vergrößerung. Fokale vermehrte Fettbestäubung einzelner Typ-I-Muskelfasern.

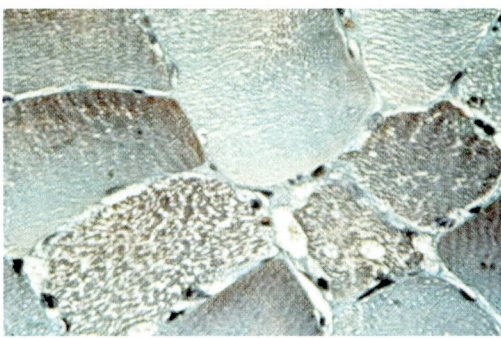

Abb. 7: Fibromyalgie mit mehrjährigem Verlauf. Trichromfärbung. 400fache Vergrößerung. Nachweis zweier sogenannter ragged red fibers.

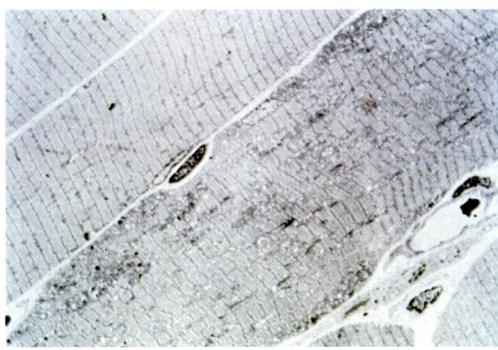

Abb. 6: Fibromyalgie mit mehrjährigem Verlauf. Elektronenmikroskopischer Nachweis einer leichten Lipid- und Mitochondrienakkumulation. 2000fache Vergrößerung.

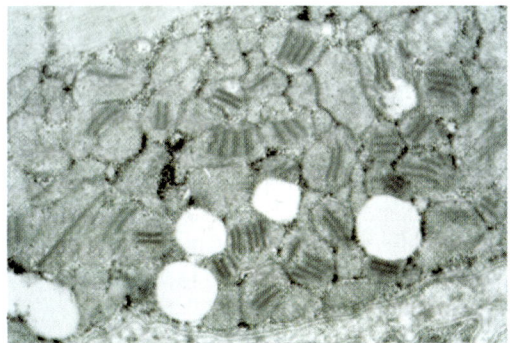

Abb. 8: Fibromyalgie mit mehrjährigem Verlauf. Innerhalb der ragged red fibers lassen sich elektronenmikroskopisch Neutralfett-Tropfen sowie teilweise abnorm strukturierte Mitochondrien nachweisen.

Skelettmuskel – z.B. bei der progressiven externen Ophthalmoplegie – oder bei einer ganzen Reihe anderer mitochondrialer Zytopathien findet. Immerhin gingen diese ragged red fibers bei der Fibromyalgie jedoch auch einher mit histochemisch nachweisbaren Einzelfaserdefekten der Cytochrom-c-Oxidase sowie insbesondere mit einer abnormen Strukturierung der Mitochondrien (Vergrößerung, Verlust der Cristae, parakristalline Einschlüsse; Abb. 8).

Als weitere Besonderheit ließen sich in den Skelettmuskelproben der vier Patienten mit Fibromyalgie und einzelnen ragged red fibers Deletionen der mitochondrialen DNA nachweisen. Neben der sogenannten »common deletion« waren auch noch weitere andere kleine Deletionen vorhanden. Punktmutationen im Sinne von MELAS (mitochondriale Enzephalopathie, Laktatazidose und Stroke like episodes) oder MERRF (Myoklonus-Epilepsie mit ragged red fibers) fanden sich nicht.

Diskussion

In der Diskussion der Ergebnisse muss man weiterhin festhalten, dass das Gros der Befunde ganz unspezifisch ist und erst im längeren Verlauf einer Fibromyalgie zur Ausprägung kommt. Anhaltspunkte für eine entzündliche

Muskelerkrankung ergeben sich nicht. Offen in der pathogenetischen Bewertung sind die einzelnen ragged red fibers mit kleinen Deletionen im Bereich der mitochondrialen DNA. Man muss einräumen, dass derartige Veränderungen auch als relativ unspezifischer Befund im hohen Lebensalter auftreten können, ansonsten aber auch auf mitochondriale Funktionsstörungen hinweisen. Dabei wäre es viel zu früh, wenn man bei der Fibromyalgie von einer mitochondrialen Zytopathie sprechen wollte. Allerdings spielen im längeren Verlauf Mitochondrienveränderungen auf dem Boden kleiner Deletionen offensichtlich eine Rolle. Ähnliches wurde vor kurzem auch in einem Fall von Chronic-fatigue-Syndrom nachgewiesen.

Literatur

1. *Bengtsson, A., K. G. Henriksson, J. Larsson:* Muscle biopsy in primary fibromyalgia. Scand. J. Rheumatol. 15 (1986): 1–6.
2. *Drewes, A. M. [et al.]:* Pathology of skeletal muscle in fibromyalgia: A histo-immuno-chemical and ultrastructural study. British Journal of Rheumatology 32 (1993): 479–483.
3. *Fassbender, H. G.:* Weichteilrheumatismus. In: Pathologie rheumatischer Erkrankungen. Berlin – Heidelberg – New York: Springer Verlag, 1975, 319–311.
4. *Henrikkson, K. G. [et al.]:* Muscle biopsy findings of possible importance in primary fibromyalgia (fibrositis, myofascial syndrome). Lancet 12 (1982): 1395.
5. *Kalyan-Raman, U. P. [et al.]:* Muscle pathology in primary fibromyalgia syndrome: a light microscopic histochemical and ultrastructural study. J. Rheumatol. 11 (1984): 808–813.
6. *Miehlke, K., G. Schulze, W. Eger:* Klinische und experimentelle Untersuchungen zum Fibrositissyndrom. Z. Rheumaforsch. 49 (1960): 30–330.
7. *Pongratz, D., G. Hübner, C. Bigiel:* Zur Myopathologie der generalisierten Tendomyopathie. In: *Müller, W.* (Hrsg.): Generalisierte Tendomyopathie. Darmstadt: Steinkopff Verlag, 1991, 145–152.
8. *Yunus, M. B. [et al.]:* Electron Microscopic Studies of muscle biopsy in primary fibromyalgia syndrome: A controlled and blinded study. J. Rheumatol. 16 (1989): 97–191.
9. *Zangh, C. [et al.]:* Unusual pattern of mitochondrial DNA deletions in skeletal muscle of an adult human with chronic fatigue syndrome. Hum. Mol. Genet. 4 (1995): 751–754.

Elektronenoptische Muskeluntersuchungen von Patienten mit Fibromyalgie und Polymyalgia rheumatica (PMR)

H. G. Fassbender

Zusammenfassung

Die vor allem im anglo-amerikanischen Schrifttum immer noch gebräuchliche Bezeichnung »Fibrositis« für die generalisierte Tendomyopathie ist obsolet. Sie impliziert einen entzündlichen Charakter der Erkrankung und verleitet zu einer antiphlogistischen Therapie. Hinweise auf das Vorliegen eines entzündlichen Prozesses konnten wir aber weder im Sehnen- noch im Muskelgewebe licht- oder elektronenoptisch finden.

Wie der Name »Fibromyalgie« sagt, sind bei diesem Syndrom zwei völlig verschiedene Gewebe beteiligt:

1. das bradytrophe kollagene Bindegewebe mit geringem Sauerstoffbedarf,
2. die aus hochaktiven Muskelzellen bestehende Skelettmuskulatur mit hohem Sauerstoffbedarf.

Störungen führen deshalb in beiden Geweben zu völlig unterschiedlichen Reaktionen: Das kollagene Sehnen- und Kapselgewebe reagiert auf Sauerstoffmangel und Überlastung mit Fibroblastenwucherung und Kollagenfaseruntergang. Das Muskelgewebe reagiert auf nervale Irritationen mit einem flächenhaften pathologischen Muskeltonus. Dieser Hartspann führt zu keiner Muskelschädigung, da der vermehrte Sauerstoffbedarf durch ein vermehrtes Angebot kompensiert wird. Bei exzessiven herdförmigen Dauerkontraktionen in Myogelosen dagegen sinkt der Sauerstoffpartialdruck unter das Lebensminimum der Muskelzellen. Elektronenoptisch finden sich dementsprechend schwerste Schädigungen bis zum Untergang der Myofilamente.

Eine Therapie des »Muskelrheumatismus« fordert demnach die Normalisierung des pathologischen Muskeltonus mit Hilfe von tonussenkenden Substanzen oder physiotherapeutischen Maßnahmen.

Außerdem wurde die Skelettmuskulatur von 21 Patienten mit klinisch gesicherter PMR elektronenoptisch, morphometrisch und histochemisch untersucht.

1. Die ultrastrukturellen Veränderungen wurden nach 15 Kriterien gegliedert, welche Kerne, Myofilamente, Mitochondrien, T-System sowie Glykogeneinlagerungen, Lipid, Lipofuscin und Myelinfiguren umfassen.
2. Die beschriebenen herdförmigen Muskelveränderungen haben regressiven Charakter und sind an sich unspezifisch.
3. Die systematische Auswertung dieser Kriterien ergibt eine auffällige Häufung von Merkmalen bei Skelettmuskelveränderungen im Rahmen der PMR. Es entsteht dabei eine Konstellation von charakteristischen Merkmalen, wobei das ultrastrukturelle Bild der Skelettmuskulatur bei PMR ein bestimmtes Profil gewinnt.
4. Die funktionell bedeutungsvollste ultrastrukturelle Veränderung betrifft die Mitochondrien. Kristalleinlagerungen und Ver-

formungen führen zu strukturell fassbarer und für die Zellatmung bedrohlicher Veränderung der Mitochondrien, die durch Neubildung und Akkumulation der Mitochondrien kompensiert wird.

5. Eine vergleichende Analyse der regressiven Skelettmuskelveränderungen und der Prozesse im Bereich der muskulären Arterienmedia zeigt morphologische Analogien, die auf einen gemeinsamen, schädigenden, übergeordneten systemischen Prozess bei PMR und Arteriitis gigantocellularis hinweisen.

6. Ultrastrukturelle Veränderungen dieser Art und in der beschriebenen Größenordnung sind durch entzündliche oder nicht entzündliche Arterienverschlüsse nicht zu erklären. Dem entsprechen auch die lichtoptischen Muskelbefunde.

7. Histochemisch ließen sich eine geringgradige Typ-II-Faseratrofie und vereinzelt Mottenfraßherde nachweisen. Diese Befunde sind uncharakteristisch, da sie bei Skelettmuskelerkrankungen unterschiedlicher Genese nachgewiesen wurden.

Ultrastrukturelle Befunde bei Patienten mit Fibromyalgie

Unter den rheumatischen Erkrankungen hat der »Weichteilrheumatismus« rein zahlenmäßig den höchsten Stellenwert. Seine Bedeutung liegt in der Chronizität und den schmerzhaften Störungen des Allgemeinbefindens, die bis zur Beeinträchtigung der Arbeitsfähigkeit des Patienten führen können.

Im krassen Gegensatz zu der zahlenmäßigen Bedeutung, die der »Weichteilrheumatismus« besitzt, steht die Kenntnis seiner Mechanismen und morphologischen Veränderungen.

Gowers prägte 1904 in einer Arbeit über Lumbago die Bezeichnung »Fibrositis« in der naheliegenden Annahme, dass sich in den schmerzhaften Weichteilen eine Entzündung abspielt, die wiederum ihrerseits für die Schmerzphänomene verantwortlich ist.

1920 definierte *Stockmann* die »Fibrositis« als einen Zustand chronischer Entzündung des Bindegewebes von Faszien, Muskeln, Nerven, Bändern, Sehnen, Periost und Subkutis, der an allen Stellen des Körpers auftreten und zu Schmerz, Verspannung und Steifigkeit führen kann.

Die Bezeichnung »Fibrositis« präjudiziert den entzündlichen Charakter aller Weichteilaffektionen, was allein phänomenologisch plausibel ist. Denn es handelt sich dabei um jene Zustände, welche durch Schmerzphänome in Skelettmuskulatur, Sehnen- und Fasziengewebe gekennzeichnet sind, bei denen allerdings klinische Entzündungszeichen fehlen.

Klinge hat in seinen grundlegenden pathologischen Studien der rheumatischen Erkrankungen fibrinoide Verquellungen und Granulome vom Aschoffschen Typ in Skelettmuskulatur und Sehne nachgewiesen (1933). Dieses Material wurde jedoch autoptisch bei Patienten entnommen, die an Rheumatischem Fieber verstarben. Eine Beziehung der morphologischen Befunde zu klinischen Beschwerden bestand nicht. Somit gehören diese Veränderungen heute nicht mehr in die Rubrik »Weichteilrheumatismus«.

Erstmals befassten sich Untersuchungen von *Miehlke* und *Eger* (1960) mit bioptischen Studien an Gewebe von Patienten mit »Muskelrheumatismus«. Es wurde lichtoptisch eine Fettbestäubung von Muskelfasern beobachtet und als Degeneration gedeutet. Zellansammlungen, die in späteren Stadien auftraten, wurden als Hinweise auf eine vorliegende Entzündung gewertet. Nach unserem heutigen Wissen handelt es sich dabei aber um nicht entzündliche Reaktionen auf Faserdegeneration.

Der »Weichteilrheumatismus«, die Fibromyalgie im engeren Sinne, ist vom heutigen Standpunkt aus gesehen ein idiopathisches Schmerzphänomen ohne Zusammenhang mit einer übergeordneten Grundkrankheit und ohne klinische und serologische Entzündungszeichen. Von ihr ist im weiteren ausschließlich die Rede.

Ätiologie und Pathogenese

Wir müssen grundsätzlich folgendes feststellen: Die Fibromyalgie spielt sich an zwei völlig verschiedenen Gewebsstrukturen ab, der Skelettmuskulatur und dem kollagenen Sehnen- und Kapselgewebe. Bei der Skelettmuskulatur handelt es sich um einen parenchymatösen Verband aus Muskelzellen. Diese Muskelzellen sind arbeitsintensiv und haben einen hohen Sauerstoffbedarf. Das Gefäßnetz ist dementsprechend gut entwickelt.

Das Sehnen- und Kapselgewebe dagegen besteht aus einem ausgereiften, straffen Bindegewebe aus kollagenen Fasern und wenigen Fibrozyten. Dem geringen Sauerstoffbedarf dieser spärlichen Zellen entspricht auch eine geringe Gefäßversorgung.

Bereits diese Betrachtung der völlig gegensätzlichen anatomischen Strukturen lässt auch völlig unterschiedliche Mechanismen erwarten, die der Fibromyalgie zugrunde liegen. Die quantitativ und qualitativ größte Bedeutung kommt dabei dem »Rheumatismus« im Bereich der Skelettmuskulatur zu. Die Schmerzen an beiden unterschiedlichen Strukturen haben auch einen unterschiedlichen Manifestationsansatz: Die Schmerzphänomene in Sehnen- und Kapselgewebe haben ein lichtoptisch fassbares Substrat. Dabei können die Fibroblasten hochgradig proliferieren. Die Kollagenfasern gehen zugrunde (*Fassbender* und *Wegner*, 1973). Es finden sich dabei keinerlei Entzündungszeichen. Vielmehr stellen diese Veränderungen Gewebereaktionen auf mechanische Degenerationsvorgänge in einem primär wenig durchbluteten bradytrophen Gewebe dar.

Diesen strukturell bedingten Schmerzen im Sehnen- und Kapselgewebe stehen die funktionell bedingten Beschwerden in der Skelettmuskulatur gegenüber. Da jedoch vor allem in der anglo-amerikanischen Literatur immer noch von »Fibrositis« die Rede ist, musste mit objektiven Methoden grundsätzlich geklärt werden, ob dem Muskelschmerz ein entzündliches Substrat zugrunde liegt oder ob es sich dabei um rein funktionale, also nerval ausgelöste Phänomene handelt. Mit anderen Worten, es musste das Nicht-Vorhandensein entzündlicher Prozesse bewiesen werden.

Morphologie

Wir sind der Frage nach dem morphologischen Hintergrund dieser Prozesse mit Hilfe der Licht- und Elektronenmikroskopie nachgegangen. Dem Zentrum für Rheuma-Pathologie gingen im Laufe der Jahre zahlreiche Biopsien von Patienten zu, die das klinische Bild einer Fibromyalgie boten. Das Gewebe wurde aus eindeutig schmerzhaften Partien des Musculus trapezius und des Musculus deltoideus entnommen. Wir konnten jedoch lichtoptisch niemals histologische Veränderungen nachweisen, die eine Erklärung für die Schmerzsymptomatik geben konnten. Besonders enttäuscht waren die Rheumatologen, wenn wir selbst bei Biopsien aus herdförmig tastbaren schmerzhaften Myogelosen lichtoptisch keine pathologischen Befunde nachweisen konnten. Diese negativen Befunde berechtigten uns jedoch zu der eindeutigen Aussage, dass bei diesen Patienten keinerlei entzündliche Muskelprozesse die Ursache der Schmerzen sein konnten (*Fassbender* und *Wegner*, 1973). Dieser Auffassung haben sich auch *Yunus* und Mitarbeiter angeschlossen (1981). Wir haben deshalb die Bezeichnung »Fibrositis« als auch für die Therapie irreführend abgelehnt.

Daraufhin haben wir bei elf Patienten im Alter zwischen 29 und 65 Jahren mit klinisch definierter Fibromyalgie mehrere Muskelbiopsien, die aus Myogelosen im Bereich des M. trapezius und zur Kontrolle aus anderen, nicht schmerzhaften Muskelabschnitten sowie bei vier Patienten ohne Fibromyalgie entnommen waren, elektronenoptisch untersucht *(Fassbender* und *Wegner,* 1973). In allen elf Fällen fanden wir in dem Gewebe, das aus den Myogelosen entnommen war, eindeutige ultrastrukturelle Veränderungen. Dagegen zeigten die Kontrollbiopsien aus nichtschmerzhaften Muskelabschnitten und aus der Muskulatur von Gesunden eine reguläre Ultrastruktur der Skelettmuskulatur.

Die elektronenoptische Untersuchung erbrachte folgende Befunde: Während die Skelettmuskulatur von Patienten mit Fibromyalgie, aber aus nichtschmerzhaften Abschnitten, und von Patienten ohne Fibromyalgie elektronenoptisch den regulären Aufbau mit regelmäßiger Querstreifung, Zwillingsanordnung der Mitochondrien beiderseits der Z-Linie, zahlreichen Triaden und normalem Glykogengehalt zeigte, sahen wir im Skelettmuskelgewebe, das bei Patienten mit Fibromyalgie aus Myogelosen entnommen wurde, alle Stufen eines Parenchymunterganges. Dem Grad der Zerstörung entsprechend haben wir folgende Stadien unterschieden:

Stadium I   Bei der Schädigung geringsten Grades sind die Mitochondrien geschwollen. Man sieht eine mottenfraßähnliche Zerstörung der Myofilamente im Bereich der I-Bande.

Stadium II   Hierbei kommt es zu Myofilamentuntergang im Bereich der I-Bande und vereinzelter Myofilamentkondensation. Die Z-Streifung bleibt noch lange erhalten. Man sieht größere Areale, in denen die regelrechte Struktur der Sarkomere völlig aufgehoben ist.

Stadium III   Ausgedehnte Kondensation von Myofilamenten und großflächige Verklumpung der kontraktilen Substanz.

Stadium IV   Die kontraktile Substanz ist vor allem in Sarkolemmnähe völlig aufgelöst. Es bleibt nur feingranuläres Material zurück.

Die folgenden Befunde sind von besonderem Interesse: Im Bereich der Muskelzellnekrosen finden sich gewaltige Glykogenansammlungen, in denen wir einen Hinweis auf eine Störung in der Energieutilisation sehen. In sechs von elf Fällen sahen wir auffällige Veränderungen an den Muskelkapillaren. Die Endothelzellen waren als Zeichen einer akuten Schädigung geschwollen, der Organellengehalt als Ausdruck einer chronischen Zellschädigung verändert. Dabei traten sekundäre Lysosomen auf, in Einzelfällen waren die Organellen so stark vermehrt, dass das Kapillarlumen durch die Vorwölbung der Endothelzellen eingeengt wurde.

Die elektronenoptischen Befunde entsprechen unterschiedlichen Degenerationsgraden kontraktiler Elemente der Skelettmuskulatur, die unter Umständen im Bereich einer einzelnen Myogelose nebeneinander zu finden sind. Zu Beginn stehen feinste Untergänge einzelner Myofilamente und am Ende die totale Auflösung ganzer Muskelfasern. Unsere elektronenmikroskopischen Befunde stimmen im wesentlichen mit denen von *Yunus* und Mitarbeitern überein (1981).

Pathophysiologie

Eine Erklärung dieser Befunde fordert folgende Überlegungen: Auch das elektronenoptische Bild zeigt vor allem keinerlei Beziehung zu einem entzündlichen Vorgang. Ein aktueller oder vorausgegangener entzündlicher Mechanismus ist somit sowohl licht- als auch elektronenoptisch sicher auszuschließen. Andererseits entsprechen die mottenfraßähnlichen Untergänge im Bereich der I-Bande den Befunden, wie sie im Tierexperiment bei Sauerstoffmangel ausgelöst werden können *(Büchner,* 1975). Anschließend folgt ein stufenweiser Myofilamentuntergang. Selbstverständlich sind diese Befunde nicht für den »Muskelrheumatismus« »spezifisch«, sondern sie signalisieren nur den Sauerstoffmangel im Rahmen einer lokalen Hypoxie und sind deshalb Wegweiser für die Pathogenese.

Unser Konzept eines Sauerstoffmangels als Ursache der Parenchymuntergänge in den Myogelose-Herden erfuhr in der letzten Zeit eine Bestätigung durch die Untersuchungen von *Brückle* und der Arbeitsgruppe von *Fleckenstein* (1990). Dabei wurde mit polarographischen Feinnadelsonden der Sauerstoffpartialdruck in der Rückenmuskulatur von 20 Patienten mit Tendomyopathie und zehn gesunden Probanden gemessen. Danach betrug der pO_2-Mittelwert bei gesunden Probanden 34,6 mmHg. Im Bereich der verspannten Muskulatur bei Patienten mit Fibromyalgie war der pO_2-Wert im Mittel auf 44,4 mmHg erhöht. In den Myogelosen jedoch war der pO_2-Wert bis auf 3 mmHg erniedrigt. Diese hochgradige Hypoxie bedingt wahrscheinlich auch die lokale Schmerzhaftigkeit. Da der Tonus der Muskelfasern in der Myogelose um ein Vielfaches intensiver ist, ist auch der Sauerstoffverbrauch in diesen Herden erhöht. Es entsteht dabei ein Missverhältnis zwischen Sauerstoffangebot und -bedarf. Diese »relative Hypoxie« *(Fassbender* und *Wegner,* 1973) mit einer Reduzierung des Sauerstoffpartialdruckes auf ein Zehntel der Norm ist für die hochaktive Muskelzelle tödlich. Sie erklärt die ultrastrukturell nachgewiesenen Myofilamentuntergänge. Die Tatsache, dass der pO_2-Wert in den übrigen Muskelpartien, die nicht herdförmig, sondern flächenhaft verspannt sind, gesteigert ist, wird von *Brückle* und Mitarbeitern als Folge einer kompensierenden Aktivitätshyperoxie erklärt (1990). Wenn man den Muskelprozess im Rahmen der Fibromyalgie unter dem Aspekt des pathologisch erhöhten Muskeltonus sieht, dann ergeben sich folgende Konsequenzen:

1. Muskelverspannung bedeutet dauernde und vermehrte Arbeit und damit erhöhten Sauerstoffbedarf der Muskelzellen.

2. Im Bereich der flächenförmigen Muskelverspannung wird der Mehrbedarf an Sauerstoff vom Organismus mit einer reaktiven Hyperoxie beantwortet. Es ist derzeit nicht klar, ob dieses Mehrangebot den Bedarf der exzessiv verbrauchenden Muskelzellen auch deckt. Jedoch ist verständlich, dass die vom Patienten als schmerzhaft erlebte Verspannung durch eine eventuelle psychische Fixierung zu einem Persistieren des »Teufelskreises« führt. Auch *Roy* und *Gutmann* sehen in der reaktiven hypertonischen Hypoxie die Quelle des Muskelschmerzes (1988). Irreversible Schädigungen des Gewebes sind allerdings nicht zu erwarten.

3. Bei den Myogelosen dagegen handelt es sich um exzessive Verhärtungen in einem herdförmigen Muskelbezirk. Die Beobachtung, dass es selbst bei Narkosen zu keiner Entspannung der Partien kommt, legt den Schluss nahe, dass der Prozess einer nervalen Kontrolle entglitten ist und sich verselbständigt hat. Denkbar wäre folgendes Szenario:

Aufbauend auf dem oben beschriebenen Prozess kommt es zu einer zusätzlichen Verringerung des Sauerstoffangebots durch eine Störung der Mikrozirkulation. Es kommt zu der mit Feinnadelsonden nachweisbaren Hypoxie, die unter dem Lebensminimum der parenchymatösen Muskelzelle liegt. Entgegen der Erwartung hat die resultierende Störung der Zellintegrität keine Verringerung des Muskeltonus zur Folge, da das Lösen der Aktin/Myosin-Verbindung ein ATP-abhängiger Prozess ist. Der Zelluntergang bedingt weitere Störungen im Endothelbereich, wie sie von uns beobachtet wurden.

Grundmechanismus des muskulären Prozesses im Rahmen der Fibromyalgie ist somit die pathologische Spannung bestimmter Muskelpartien. Ursache des pathologischen Muskeltonus ist in jedem Fall eine nervale Fehlsteuerung. Diese kann durch unterschiedliche Ursachen ausgelöst werden, wie z.B. durch Kälte oder struktur- und funktionsbedingte Fehlhaltungen der Wirbelsäule. Aber auch psychische Faktoren können diesen Mechanismus besonders im Bereich der Rücken- und Nackenmuskulatur auslösen (*Müller*, 1987). *Wolfe* trennt zwischen einer »primären« Form der Fibrositis (Fibromyalgie) und einer sekundären Form, die als Begleitphänomen bei rheumatoider Arthritis und bei Osteoarthrose anzutreffen ist (1988). Diese Trennung wird jedoch von *Smythe* und *Sheon* als unbegründet abgelehnt, da physiologische Untersuchungen keinerlei Unterschiede erkennen lassen (1990). Die Tatsache, dass den klinischen und bioptischen Untersuchungen lediglich die oberflächlichen Muskelpartien zugänglich sind, darf nicht die Möglichkeit verdecken, dass auch die tiefe autochthone Rückenmuskulatur zwischen Dorn- und Querfortsatz ebenso wie die tiefe Nackenmuskulatur an der myalgischen Schmerzsymptomatik beteiligt sind. Es wäre nämlich schwer verständlich, wenn sich der pathologische nervale Hypertonus lediglich auf die oberflächlichen Muskelpartien beschränkte.

Schlussfolgerung

Die Tatsache, dass es sich hier um morphologisch fassbare Prozesse im Gefolge funktioneller Störungen ohne jede entzündliche Komponente handelt, hat folgende Konsequenzen:

1. Es verbietet sich eine weitere Verwendung der Bezeichnung »Fibrositis«, die nur zu einer nicht indizierten und unwirksamen antiphlogistischen Therapie verleiten könnte. Leider aber wurde die irreführende Bezeichnung in der anglo-amerikanischen Literatur bis heute noch nicht ausgebürgert (*Campbell* et al., 1983; *Wolfe*, 1988; *Smythe* und *Sheon*, 1990). Es ist deshalb nicht auszuschließen, dass diese falsche Wortwahl auch weiterhin den praktisch tätigen Arzt zu falschen therapeutischen Konsequenzen, nämlich zu einer antiphlogistischen Therapie veranlassen wird.

2. Zielmechanismus einer Erfolg versprechenden Therapie ist in jedem Falle, unabhängig von der jeweiligen Ursache, der durch eine nervale Fehlsteuerung ausgelöste, pathologisch gesteigerte Muskeltonus.

3. Eine sinnvolle Therapie besteht in einer medikamentösen Normalisierung des pathologisch gesteigerten Muskeltonus mit Hilfe von Myotonolytika. Gleichzeitig können analgetisch wirksame Substanzen helfen, den durch den Schmerz bedingten Circulus vitiosus zu unterbrechen. Außerdem bieten diese Veränderungen einen guten Ansatzpunkt für physikalische, eventuell auch psychotherapeutische Maßnahmen.

4. Antiphlogistische Substanzen haben bei diesen Prozessen keinen Ansatzpunkt.

Ultrastrukturelle Befunde bei Patienten mit Polymyalgia rheumatica

Nicht selten verbirgt sich hinter der Diagnose einer Fibromyalgie in Wirklichkeit eine Polymyalgia rheumatica (PMR). Beide Krankheiten haben gemeinsam, dass die Muskulatur lichtoptisch keine Veränderungen erkennen lässt. Die Ergebnisse einer elektronenoptischen Untersuchung sind jedoch völlig unterschiedlich, wie auch dem Krankheitsbild der PMR ein grundsätzlich anderer Pathomechanismus zugrunde liegt.

Ursache und Pathogenese der PMR sind bis heute ungeklärt *(Kaiser,* 1974). Die Tatsache, dass die PMR in etwa 20% der Fälle gemeinsam mit einer Arteriitis temporalis auftritt, lässt an eine Erkrankung der Blutgefäße als Ursache der Schmerzsymptomatik denken. Andererseits liegen klinische Beobachtungen vor, bei denen die PMR mit einem malignen Tumor vergesellschaftet war. Die Erkrankung rückt somit in den Kreis der paraneoplastischen Syndrome.

Die PMR wurde erstmals 1957 von *Barber* beschrieben. Es handelt sich dabei um ein Krankheitsbild mit folgenden Kennzeichen:

1. Bevorzugung des weiblichen Geschlechts (Verhältnis Männer : Frauen = 3:5);
2. Auftreten im allgemeinen jenseits des 50. Lebensjahres *(Kaiser,* 1974);
3. Muskelschmerzen mit Muskelschwäche im Bereich des Schulter- und Beckengürtels;
4. stark erhöhte Blutsenkung;
5. gleichzeitiges Auftreten mit einer Arteriitis temporalis in etwa 20% der Fälle *(Klein* et al., 1975);
6. gutes Ansprechen auf Cortison-Therapie.

Lichtoptische Untersuchungen der Skelettmuskulatur bei PMR gaben sowohl im eigenen Untersuchungsgut als auch in dem anderer Autoren keinerlei Hinweis auf die Ursache der muskulären Schmerzsymptomatik. Die Untersucher stimmen darin überein, dass weder entzündliche noch nekrotisierende Veränderungen in den erkrankten Muskelabschnitten nachweisbar sind. Insbesondere konnten keine Veränderungen an den Blutgefäßen als mögliche Ursache nachgewiesen werden. Einzelne Beobachtungen sprechen von der Atrofie isolierter Muskelfasern. Veränderungen dieser Art sind jedoch bei älteren Menschen an sich keine Seltenheit. Auch das Verhalten der Serumenzyme bei Patienten mit PMR ist unauffällig *(Kaiser,* 1974) und bietet somit keinen Anhalt für den Untergang von Muskelgewebe.

Diese spärlichen und völlig uncharakteristischen Veränderungen, die lichtoptisch gelegentlich nachzuweisen sind, bieten jedoch keine Erklärung für das schwere, durch Muskelschmerzen gekennzeichnete Krankheitsbild und liefern weder einen Einblick in die Pathogenese des lokalen noch des systemischen Prozesses der PMR.

Wir gingen deshalb von der Überlegung aus, dass, wenn überhaupt strukturelle Veränderungen in der erkrankten Skelettmuskulatur vorhanden sind, diese mit Hilfe der Elektronenmikroskopie nachweisbar sein müssen. Daher haben wir Gewebe aus schmerzhaften Muskelbereichen von 21 Patienten mit klinisch gesicherter PMR elektronenoptisch systematisch untersucht und nach 15 ultrastrukturell fassbaren Parametern ausgewertet *(Fassbender* und *Annefeld,* 1982).

Veränderungen, die uns bei der systematischen Auswertung als besonders charakteristisch erschienen, wurden darüber hinaus mit morphometrischer Methodik analysiert, um so eine semiquantitative Vergleichbarkeit zu erreichen.

In fünf Fällen stand natives Material für eine histochemische Untersuchung zur Verfügung.

Die Diagnose »Polymyalgia rheumatica« war bei allen Patienten mit Hilfe klinisch verfügbarer Parameter gesichert. Eine Arteriitis temporalis war bei den 21 Patienten sechsmal vorhanden, also häufiger, als dies bei PMR statistisch zu erwarten war. Nach *Kaiser* liegt eine Koinzidenz mit einer Arteriitis gigantocellularis in etwa 20% der Fälle vor (1974).

Elektronenoptische Ergebnisse

Sarkolemm: In 12 Fällen zeigt die Plasma- und Basalmembran des Sarkolemms zottenförmige Einfaltungen, in denen sich Zellstrukturen sequestrieren können.

Kerne: Wie bereits lichtoptisch nachweisbar, finden wir in elf Fällen Kettenbildung der Kerne. Ihre Ultrastruktur weist bei der elektronenoptischen Untersuchung keine Veränderungen auf, die über den Rahmen der biologischen Schwankungen hinausgehen.

Filamente: Die Myofilamente unterscheiden sich in allen 21 Fällen vom normalen Bild. Zunächst sehen wir im gesamten Material eine Dehiszenz der Filamente.

Die so entstandenen Zwischenräume sind angefüllt mit Glykogen, Resten der Tubuli des T-Systems, sarkoplasmatischem Retikulum und Mitochondrien. Der Z-Streifen ist in 14 Fällen an mehreren Stellen deformiert, an denen er Verbreiterung und zickzackförmige Strukturen zeigt. Reste untergegangener Filamente kommen in Form von »rod-bodies« zehnmal vor.

Mitochondrien: Ein Teil der Mitochondrien zeigt gegenüber der Norm eindrucksvolle Veränderungen. Aber auch die Mitochondrien mit unveränderter Struktur bilden häufig Cluster in Kern- und Sarkolemmnähe. In acht Fällen finden wir eine hochgradige Degeneration der Mitochondrien, die sich folgendermaßen manifestiert:

1. Bizarre Verformungen: Riesenformationen, Ausbildung kreisförmig angeordneter Cristae.
2. Kristalline Einschlüsse: Diese rechteckigen Kristalle liegen einzeln oder dichtgepackt im Bereich untergegangener Cristae.
3. Parakristalline Einschlüsse: In den Mitochondrien, in denen Cristae noch erhalten sind, stehen sie mit den Kristallen in Kontakt.
4. Ausbildung von »dense-bodies«: In den Mitochondrien mit parakristallinen Strukturen liegen oft runde, osmiophile, homogene, membranlose Einschlüsse, die die Cristae völlig verdrängen können.
5. Glykogeneinlagerung: Sackförmig ausgeweitete Mitochondrien können Glykogen als Einzelpartikel oder verklumpt enthalten.

T-System: Im T-System sehen wir in neun Fällen im Bereich untergegangener Myofilamente eine hochgradige Vermehrung der Tubuli gegenüber der Norm. Im Querschnitt entstehen hierbei wabenartige Strukturen (»honeycomb-like changes«).

Einlagerungen: In allen 21 Fällen sind Glykogen, Lipid und Lipofuscin stark vermehrt. Das Ausmaß dieser Einlagerungen übertrifft bei weitem die Befunde dieser Art, die sonst bei älteren Menschen anzutreffen sind. Das Glykogen liegt vermehrt in Kern- und Sarkolemmnähe und zwischen den Myofilamenten. Lipide finden sich vorwiegend in Form von Vakuolen zwischen Myofilamenten. Stärkere Ansammlungen sehen wir oft in Kern- und Sarkolemmnähe. Diese Lipidansammlungen enthalten reichlich Lipofuscin. Dort, wo Myofilamente zugrunde gegangen sind, sehen wir häufig Myelinfiguren.

Morphometrische Ergebnisse

Zur Ergänzung der elektronenoptischen Befunde bei PMR haben wir in fünf Fällen mit mitochondrialen Kristalleinlagerungen das Verhalten der Mitochondrien morphometrisch analysiert. Das Verhältnis der Mitochondrienschnittfläche zur Gesamtzytoplasmafläche beträgt in den fünf durch Kristalleinlagerung gekennzeichneten Fällen im Durchschnitt 68/100. Die Verteilung der Messwerte erfolgt zwischen dem minimalen Durchschnittsflächenanteil von 55,6% und dem maximalen Durchschnittsflächenanteil von 76,72%. Zusätzlich zur morphometrischen Bestimmung der Flächenanteile erfolgte eine Ergänzung hinsichtlich der Verteilung der Mitochondrien mit normaler Struktur, kristallinen Einschlüssen und solchen mit radiären Cristae. Die durchschnittliche Größe beträgt bei normalen Mitochondrien 0,22 µm^2, bei Mitochondrien mit kristallinen Einschlüssen 0,73 µm^2 und bei Mitochondrien mit radiären Cristae 0,54 µm^2.

Der durchschnittliche Anteil

– der Gesamtmitochondrienfläche an der sarkolemmalen Zytoplasmafläche beträgt 68,26%,
– der Mitochondrien mit normaler Struktur an der Gesamtmitochondrienfläche beträgt 15,92%,
– der Mitochondrien mit kristallinen Einschlüssen an der Gesamtmitochondrienfläche beträgt 71,11%,
– der Mitochondrien mit radiär angeordneten Cristae an der Gesamtmitochondrienfläche beträgt 9,8%.

Histochemische Ergebnisse

Vier von 21 Fällen wurden histochemisch untersucht. Dabei ergaben sich folgende Veränderungen:
1. Myofibrilläre ATPase-Reaktion nach Präinkubation bei pH 9,4: geringgradige Typ-II-Muskelfaseratrofie.
2. NADH-Reaktion: Desorganisation von Myofibrillen (»Mottenfraßherde«) und leicht erhöhte Enzymaktivität in den Typ-I-Fasern.

3. Hämatoxylin-Eosin-Färbung: Vereinzelte zentrale Lagerung von Zellkernen.
4. Trichrom-Färbung: Kernketten.

Mit der sauren Phosphatase, der PAS- und Oilred-O-Färbung ließen sich im untersuchten Material keine Zeichen einer Entzündung und keine nekrotischen Veränderungen nachweisen.

Besprechung und Ergebnisse

Überblickt man die verschiedenartigen ultrastrukturellen Befunde im Bereich der Skelettmuskulatur, die bei Patienten mit PMR entnommen wurden, so stellt sich zunächst die Frage, inwieweit diese Veränderungen für die PMR als charakteristisch angesehen werden können. Jeder einzelne der ultrastrukturellen Prozesse ist an sich unspezifisch und in den Rahmen regressiver Prozesse einzugliedern. Einige Veränderungen sind eindeutig Kennzeichen einer Degeneration von Myofibrillen, wie z.B. Filamentuntergänge, vermehrtes Auftreten von Glykogen und Lipid und Bildung von Myelinfiguren. Filamentuntergänge wurden bei neuromuskulären Erkrankungen, z.B. bei neuromuskulärer Dystrofie (*Schotland,* 1970), neurogenen Atrofien (*Roy* und *Dubowitz,* 1970) und Glykogenspeicherkrankheiten (*Engel,* 1970), beobachtet. Glykogen reichert sich bei jeder pathologischen Veränderung des Muskelgewebes an, besonders in den Bereichen, wo Filamente zugrunde gehen. Die Ursache dieser Glykogenvermehrung ist bisher ungeklärt. Nur bei Glykogenspeicherkrankheiten beruht der Glykogenüberschuss auf einem Enzymdefekt (*Engel,* 1970; *Schotland* et al., 1965). Lipidakkumulation der Muskulatur wird im allgemeinen auch als unspezifisch angesehen. Nur bei Ophtalmoplegie und einigen ähnlichen Erkrankungen lassen sich degenerativ veränderte Mitochondrien zusammen mit Lipidakkumulation nachweisen. Myelinfiguren kommen überall dort vor, wo Muskelgewebe zugrunde geht. *Engel* diskutiert ihre lysosomale

Abkunft (1970). Im Rahmen von Degeneration und Regeneration finden sich Veränderungen im T-System, z.B. bei Dystrofie *(Schotland, 1970)*, Polymyositis *(Chou, 1969)* und einigen neurogenen Atrofien *(Shafig et al., 1967)*. Mitochondrien sind bei vielen Formen neuromuskulärer Erkrankungen verändert *(Chou, 1969)*. Mitochondrienakkumulation wurde nur bei wenigen Muskelerkrankungen wie z.B. Hyperkaliämie *(MacDonald et al., 1968)* beobachtet. Das Auftreten von Kristallen und Parakristallen in Mitochondrien ist an sich auch uncharakteristisch und wurde z.B. bei neurogenen Atrofien und muskulären Dystrofien *(Fardeau, 1970)* beschrieben.

Die rechteckigen Kristalle bilden sich wahrscheinlich in den Cristae der Mitochondrien und bestehen aus spherikalen Untereinheiten von 50 bis 100 Å im Durchmesser. Möglicherweise haben diese membranartigen Strukturen Filamentcharakter in Form einer Doppelhelix *(Chou, 1969)*. Die Bedeutung dieser Kristalle ist klar. Einerseits könnten sie eine Form der Proteinspeicherung darstellen, andererseits aber auch kristallisierte, enzymatische mitochondriale Proteine.

Es zeigt sich, dass in zwei Fällen 15 Merkmale, in 16 Fällen acht bis 14 Merkmale und in drei Fällen sechs bis sieben Merkmale in Kombination nachgewiesen werden konnten. Obwohl die einzelnen Merkmale nicht spezifisch sind, gibt die Kombination der Merkmale dem ultrastrukturellen Bild der Skelettmuskulatur bei PMR ein charakteristisches Profil. Die Tatsache, dass Veränderungen dieser Art auch bei neurogenen Myopathien gefunden wurden, legt die Wahrscheinlichkeit nahe, dass auch bei PMR neurogene Mechanismen eine Rolle spielen.

Ultrastrukturelle Veränderungen nach Sauerstoffmangel führen zu einem flächenhaften Untergang der kontraktilen Substanz im gesamten, von der Hypoxie betroffenen Muskelabschnitt. Man sieht dabei alle Abstufungen untergehender Filamente. Die von uns beobachteten Prozesse sind ausgesprochen herdförmig. Sie entsprechen weder quantitativ noch qualitativ den bei Sauerstoffmangel erhobenen Befunden. Arterielle Verschlüsse sind bisher auch bei lichtoptischer Untersuchung bei dieser Krankheit nicht beobachtet worden. Eine entzündliche Genese der PMR können wir mit Sicherheit ausschließen, da sowohl licht- als auch elektronenoptisch keine Lymphozyten, Plasmazellen, Granulozyten oder Fibrinspuren nachgewiesen werden konnten.

Wie die Analyse der elektronenoptischen Ergebnisse zeigt, finden sich die eindrucksvollsten Veränderungen im Bereich der Mitochondrien. Wir haben deshalb versucht, das Verhalten der Mitochondrien mit Hilfe der Morphometrie semiquantitativ zu beurteilen. Die mittlere Mitochondriengröße bei gesunder, unveränderter Skelettmuskulatur beträgt $0,1 +/- 0,01 \ \mu m^2$ *(Jerusalem, 1979)*. Bei unseren Untersuchungen ergab sich, dass bei PMR der Mittelwert für unveränderte Mitochondrien ohne Kristalleinlagerungen $0,22 \ \mu m^2$ und der Mittelwert für Mitochondrien mit Kristalleinlagerungen dagegen $0,73 \ \mu m^2$ betrug. Der Mittelwert von Mitochondrien mit Ausbildung radiärer Cristae lag bei $0,54 \ \mu m^2$. Die Mitochondrien waren also bei PMR doppelt bis siebenmal so groß wie im gesunden Muskelgewebe. Von besonderem Interesse ist dabei, dass die Mitochondrien ohne pathologische Veränderungen bereits das doppelte Volumen besaßen.

Des Weiteren wurde von uns die Mitochondriendichte bestimmt. Nach *Jerusalem* beträgt der Anteil der Mitochondrien am Gesamtzytoplasma bei Erwachsenen $3,42\% +/- 0,21\%$ (1979). Bei der Auswertung unserer PMR-Fälle lagen die Mitochondrienanteile zwischen $55,6\%$ und $76,72\%$. Bei PMR liegt demzufolge eine hochgradige Mitochondrienvermehrung vor. Da sich keine Anzeichen eines Sauerstoffmangels finden, muss die Vermehrung der Mitochondrien eine andere Ursache haben. Für diesen Befund bietet sich eine einfache Erklärung. Bei der Auswertung der Gesamtmitochondrienfläche in ihrem Verhältnis zum Zytoplasma zeigt sich, dass 71% der Mitochondrien Kristalle enthalten, 10% radiäre Cristae aufweisen und nur etwa 16% der Mitochondrien als »normal« gelten können. Diese qualitative Betrachtung der Mitochondrien zeigt also ein völlig anderes Bild. Der quantitativen Vermehrung der Mitochondrien steht der Qualitätsverlust durch Einlagerungen und Strukturveränderungen gegenüber. Das hat zur Folge, dass Mitochondrien neu gebildet werden müssen, um die Funktion der geschädigten Organellen zu übernehmen, damit die Zellatmung weiter aufrecht erhalten bleibt. Man kann hier von einer kompensatorischen Anpassungshyperplasie an die von uns beschriebene ultrastrukturelle Schädigung sprechen.

Histochemische Reaktionen des Muskelgewebes von Patienten mit PMR zeigten geringgradige Typ-II-Faseratrofie, vereinzelte Mottenfraßherde und Fasern mit erhöhter Enzymaktivität und vereinzelte zentrale Lagerung der Zellkerne in das Sarkolemm sowie Kernvermehrung mit Kernkettenbildung. Wenn wir jedoch diese drei Reaktionstypen mit den Befunden konfrontieren, die von anderen Untersuchern erhoben wurden, dann müssen wir feststellen, dass Typ-II-Faseratrofie u.a. bei Polymyositis, in der Skelettmuskulatur von Patienten mit chronischer Polyarthritis in den Stadien I und II und als paraneoplastisches Phänomen in der Muskulatur von Karzinomkranken beobachtet wird (*Jerusalem,* 1979). Mottenfraßherde und Fasern mit erhöhter Enzymaktivität werden u.a. bei M. Parkinson, Polymyositis und in der Skelettmuskulatur von Patienten mit chronischer Polyarthritis in den Stadien I und II beschrieben (*Dubowitz* und *Brooke,* 1973). Auch eine Verlagerung der Zellkerne in das Sarkolemm sowie Kernvermehrung mit Kernkettenbildung ist eindeutig als pathologisch zu bewerten, z.B. bei myotoner Dystrofie (*Dubowitz* und *Brooke,* 1973). Die von uns erhobenen histochemischen Befunde bei PMR werden also auch bei anderen Skelettmuskelerkrankungen unterschiedlicher Genese beobachtet, d.h., sie sind unspezifisch und geben keine Entscheidungshilfen für die Diagnosefindung. Die ultrastrukturellen Untersuchungen dagegen bieten wesentlich tiefer gehende Einblicke in das pathologische Geschehen bei PMR.

Schlussbetrachtung

Ein Rückblick auf die qualitativen und quantitativen Veränderungen der Skelettmuskulatur bei PMR weist diese Prozesse als regressiv ohne entzündlichen Charakter aus. Betrachtet man das klinische Bild der Erkrankung, so wird die Aufmerksamkeit immer wieder auf die erstmals von *Hutchinson* beschriebene Arteriitis temporalis gelenkt (1980). Das gemeinsame Auftreten von Muskelschmerzen und Arteriitis temporalis gibt Anlass, hier an eine kausale Verknüpfung beider Phänomene zu denken. Andererseits darf nicht übersehen werden, dass in einem Großteil der PMR-Fälle eine solche Arteriitis nicht beobachtet wird. Man kann demnach zunächst lediglich von einer Koinzidenz dieser Phänomene sprechen.

Die vorliegenden elektronenoptischen Untersuchungen sprechen in Einklang mit den lichtoptischen Muskelbefunden eindeutig dagegen, dass die Muskelprozesse durch einen Arterienverschluss entzündlicher oder nicht entzündlicher Genese ausgelöst werden. Setzt man jedoch die von uns erhobenen, strukturellen Befunde in der Skelettmuskulatur in Beziehung zu der Arterienerkrankung, dann ergibt sich folgender interessanter Aspekt:

Riesenzellbildung, wie sie für die Arteriitis temporalis charakteristisch ist, gehört nicht zum normalen Bild einer Entzündung, insbesondere nicht zu den gut bekannten Veränderungen bei Arteriitiden unterschiedlicher Genese. Bei den Riesenzellen der Arteriitis temporalis handelt es sich um Makrophagen, z.T. wahrscheinlich auch um myogene Riesenzellen. Dieses deutet darauf hin, dass der Grundmechanismus dieser Riesenzellarteriitis in einem Gewebsuntergang besteht, der die resorptive Phagozytose auslöst. Bereits das lichtoptische Bild zeigt, dass von diesem Untergang das empfindlichste Element der Arterienwand, nämlich die Muskulatur der Media, betroffen ist. Die Veränderungen an Intima und Adventitia bestehen in Proliferation der Bindegewebszellen und stellen damit eine Reaktion auf den primären Untergang der Muskelfasern der Tunica media dar.

Unter diesem Aspekt gewinnen unsere elektronenoptischen Befunde an der Skelettmuskulatur von Patienten mit PMR eine weiter gehende Bedeutung. Wir möchten folgende Hypothese aufstellen:

Ein übergeordneter systemischer Prozess, der sich auch in der starken Beschleunigung der BSG und der Cortisonsensibilität dokumentiert, zeigt eine spezifische Affinität zum Muskelgewebe, die sich in Schädigungen verschiedener Genese manifestiert. In der Arterienwand führt dies zu Untergängen von Muskelfasern mit reaktiver Ausbildung von Makrophagen und myogenen Riesenzellen und einer sekundären Intimafibrose. Die Veränderungen in der Skelettmuskulatur sind dagegen diskreter, dafür aber diffuser.

Literatur

1. *Barber, H. S.:* Myalgic syndrome with constitutional effects. Ann. Rheum. Dis. 16 (1957): 230.
2. *Brückle, M. [et al.]:* Gewebe-pO$_2$-Messung in der verspannten Rückenmuskulatur (M. erector spinae). Z. Rheumatol. 49 (1990): 208–216.
3. *Büchner, F.:* Allgemeine Pathologie und Ätiologie. 6. Auflage. München – Berlin – Wien: Urban und Schwarzenberg, 1975.
4. *Campbell, S. M. [et al.]:* Clinical characteristics of fibrositis. Arthr. Rheum. 26 (7) (1983): 817–824.
5. *Chou, S. M.:* Megaconial mitochondria observed in a case of chronic polymyositis. Acta Neuropathol. 12 (1969): 68.
6. *Dubowitz, V., M. Brooke.:* Muscle biopsy: A modern Approach. London – Philadelphia – Toronto: W.B. Saunders Company Ltd., 1973.
7. *Engel, A.G.:* Acid maltase deficiency in adults: Studies in four cases of a syndrome which may mimic muscular dystrophy or other myopathies. Brain 93 (1970): 599.
8. *Fardeau, M.:* Ultrastructural lesions in progressive muscular dystrofies. A critical study of their specifity. In: Muscle Diseases, ed. *Walton, J. N., N. Canal, G. Scarlato*, p. 98, ICS No. 199, Amsterdam: Excerpta Medica (1970).
9. *Fassbender, H. G., K. Wegner:* Morphologie und Pathogenese des Weichteilrheumatismus. Z. Rheumaforschg. 32 (1973): 355–374.
10. *Fassbender, H. G., M. Annefeld:* Elektronenoptische, morphometrische und histochemische Untersuchungen der Skelettmuskulatur von Patienten mit Polymyalgia rheumatica. Z. Rheumatol. 41 (1982): 248.
11. *Gowers, W. R.:* Lumbago: its lesions and analogues. Brit. Med. J. 1 (1904): 117–121.
12. *Hutchinson, J.:* On a peculiar form of Thrombotic Arteritis of the aged which is sometimes productive of gangrene: Diseases of arterites. Arch. Surg. (London) 1 (1980): 323–329.
13. *Jerusalem, F.:* Muskelerkrankungen, Klinik – Therapie – Pathologie. Stuttgart: Thieme Verlag, 1979.
14. *Kaiser, H.:* Polymyalgia rheumatica. Verh. Dtsch. Ges. Rheumat. 3 (1974): 77.
15. *Klein, R. [et al.]:* Large artery involvement in giant cell (temporal) arteritis. Ann. intern. Med. 83 (1975): 806.
16. *Klinge, F.:* Der Rheumatismus: Pathologisch-anatomische und experimentell-pathologische Tatsachen und ihre Auswertung für das ärztliche Rheumaproblem. Ergebnisse der allgemeinen Pathologie und pathologischen Anatomie. Ed. *von Hueck, W., W. Frei*, Bd. 27. Bergmann, München (1933).
17. *Mac Donald, R. D., N. B. Newcastle, J. G. Humphrey:* The myopathy of hyperkalemic periodic paralysis. Arch. Neurol. 19 (1968): 274.
18. *Miehlke, K., G. Schulze, W. Eger:* Klinische und experimentelle Untersuchungen zum Fibrositissyndrom. Z. Rheumaforschung. 49 (1960) 310–330.
19. *Müller, W.:* The fibrositis syndrome: Diagnosis, differential diagnosis und pathogenesis. Scand. J. Rheumatol. Suppl. 65 (1987): 40–53.
20. *Roy, S., V. Dubowitz:* Carrier detection in Duchenne muscular dystrophy. A comparative study of electron microscopy and serum enzymes. J. Neurol. Sc. 11 (1970): 65.
21. *Roy, E. P., L. Gutmann:* Muscle Disease. Neurol. Clin. 6 (3) (1988): 621–636.
22. *Schotland, D. L. [et al.]:* Ultrastructural studies of muscle in McArdle's diseases (deficiency of muscle

phosphorylase). J. Neuropathol. Exp. Neurol. 24 (1965): 629.

23. *Schotland, D. L.:* An electron microscopic investigation of myotonic dystrophy. J. Neuropathol. Exp. Neurol. 29 (1970): 241.

24. *Shafig, S. A., A. T. Milhorat, M. A. Gorycki:* Fine structure of human muscle in neurogenic atrophy. Neurology 17 (1967): 934.

25. *Smythe, H. A., R. P. Sheon:* Fibrositis/Fibromyalgia: A difference of opinion. Bull. Rheum. Dis. 39 (3) (1990): 1–8.

26. *Stockmann, R.:* Rheumatism and arthritis. Edinburgh: Green and Sons, 1920.

27. *Wolfe, F.:* Fibrositis, fibromyalgia, and musculoskeletal disease: The current status of the fibrositis syndrome. Arch. Phys. Med. Rehabil. 69 (1988): 527–531.

28. *Yunus, M. [et. al.]:* Primary fibromyalgia (fibrositis), clinical study of 50 patients with matched normal controls. Sem. Arthr. Rheum. 11 (1981) 151–171.

Differenzialdiagnose der generalisierten Fibromyalgie: Welche Zusatzuntersuchungen sind sinnvoll?

Carl D. Reimers, Jürgen Staedt, Herbert Kellner

Zusammenfassung

Die generalisierte Fibromyalgie ist eine häufige, ätiologisch ungeklärte Erkrankung vor allem bei Frauen im mittleren und fortgeschrittenen Lebensalter. Die Diagnose erfordert chronifizierte Schmerzen am Rumpf und den Gliedmaßen sowie multiple typisch lokalisierte, drucksensitive Punkte, sog. tender points. Jeweils drei von vier Patienten leiden zudem unter Schlafstörungen, abnormer Müdigkeit und/oder Morgensteifigkeit. Der klinische Befund ist bis auf die tender points unauffällig. Eine quantitative Dolorimetrie der tender points wird mit zunehmender klinischer Erfahrung für die Diagnosestellung verzichtbar.

Der zeitliche Zusammenhang zwischen der Einnahme bestimmter Medikamente, zum Beispiel Lipidsenker, und dem Auftreten der Schmerzen lässt differenzialdiagnostisch an eine medikamentös-toxische Myopathie denken. Um andere Differenzialdiagnosen wie zum Beispiel eine Polymyalgia rheumatica, Myositiden oder andere Myopathien, eine Osteomalazie, ein Hyperparathyreoidismus, eine Hypothyreose oder Kollagenosen weitgehend auszuschließen, sollten routinemäßig die Blutkörperchensenkungsgeschwindigkeit, der Kalziumspiegel im Serum, die alkalische Phosphatase (AP), die Kreatinkinase (CK), das Thyreoidea-stimulierende Hormon (TSH) und die antinukleären Antikörper (ANA) bestimmt, ein Differenzialblutbild angefertigt und ein Elektromyogramm abgeleitet werden. Eine Indikation zu weiteren neurophysiologischen Untersuchungen (Elektroneurografie, repetitive Nervenstimulation oder Polysomnografie) ergibt sich, wenn bei atypischer Symptomatik Sensibilitätsstörungen, eine abnorme Ermüdbarkeit oder Schlafstörungen im Vordergrund der Beschwerden stehen. Zur Vermeidung einer somatischen Fixierung sind die Zusatzuntersuchungen streng zu indizieren. Bei ausgeprägten psychischen Störungen wie Depressivität oder Unruhe und bei mangelndem Ansprechen auf die medikamentöse und physikalisch-medizinische Therapie sollte ein Psychiater hinzugezogen werden.

Einleitung

Die generalisierte Fibromyalgie ist eine häufige Erkrankung. Die Angaben über die Prävalenz schwanken in epidemiologischen Studien zwischen 0,66 bis 2,0 Prozent beider Geschlechter *(Makela* und *Heliovaara,* 1991; *Prescott* et al., 1993; *Wolfe* et al., 1995) sowie 3,4 bis 10,5 Prozent der Frauen *(Elstad,* 1994; *Forseth* und *Gran,* 1992; *Wolfe* et al., 1995). Frauen erkranken zwei- *(Makela* und *Heliovaara,* 1991) bis siebenmal *(Wolfe* et al., 1995) so oft wie Männer. Das Häufigkeitsmaximum liegt zwischen der 5. bis 7. Lebensdekade *(Doherty* und *Jones,* 1995; *Makela* und *Heliovaara,* 1991; *Wolfe* et al., 1995). Im Rahmen eines polyätiologischen Erklärungsmodells werden sowohl organische Störungen (Somatotropin-Somatomedin C-Achse [*Crofford* et al., 1994; *Griep* et al., 1994] und Störungen der Glykolyse [*Eisinger* et al., 1994]) als auch psychosomatische Störungen *(Rüger* und *Schüssler,* 1994) diskutiert, wobei Ursache und Wirkung und deren wechselseitige Beeinflussung zum gegenwärtigen Zeitpunkt noch nicht erforscht sind.

Die Diagnose stützt sich ausschließlich auf subjektive Beschwerden, nämlich ausgedehnte Schmerzen. Definitionsgemäß müssen die Patienten unter Schmerzen im Bereich des Achsenskelettes sowie an den Extremitäten sowohl ober- als auch unterhalb der Taille und auf beiden Körperhälften leiden, und bei der klinischen Untersuchung müssen mindestens 11 von 18 definierten druckschmerzhaften Punkten, sog. tender points, nachweisbar sein (Tabelle 1) *(Wolfe* et al., 1990). Dem stehen nicht schmerzhafte, sog. Plazebo-Punkte (Stirn, distaler Unterarm, lateral am Fibulaköpfchen) gegenüber. Auch mit Verfahren wie der Kernspintomografie *(Kravis* et al., 1993) oder Kernspinspektroskopie *(de Blecourt* et al., 1991) gelang es nicht, ein pathogenes Substrat im Bereich der tender points nachzuweisen.

Mehr als 75 % der Patienten leiden unter einer vegetativen Begleitsymptomatik mit entweder abnormer Ermüdbarkeit, Schlafstörungen oder Morgensteifigkeit *(Wolfe* et al., 1990). Weitere sehr häufige Symptome sind Kopfschmerzen, Schwellungsgefühle an den Extremitäten, Parästhesien und Dysästhesien an Händen und Füßen *(Doherty* und *Jones,* 1995). Zumindest die gezielte Befragung fördert meist zudem eine größere Zahl an Beschwerden von seiten innerer Organe ohne fassbare Ursache zu Tage *(Berg* und *Klein,* 1994). Nach unseren Erfahrungen handelt es sich besonders oft um Palpitationen, Magen-Darm-Unregelmäßigkeiten und Dysmenorrhoen, die sehr oft zu Hysterektomien führen. Oft nehmen die Beschwerden bei Kälte, also im Winter, deutlich zu und bessern sich dann durch Aufenthalte in wärmeren Regionen. Analgetika, nichtsteroidale Antirheumatika und lokale physikalische Therapie sind meist wirkungslos oder verschlimmern sogar die Beschwerden *(Doherty* und *Jones, 1995).*

Bei typischer Symptomatik ist die klinische Diagnose einer generalisierten Fibromyalgie zumindest für den Erfahrenen nicht schwierig. Die vorliegende Arbeit soll darlegen, welche Zusatzuntersuchungen auch in diesen Fällen sinnvoll sind, um Differenzialdiagnosen nicht zu übersehen. Häufig stehen jedoch einzelne, vor allem muskuläre Symptome ganz im Vordergrund, so dass die Sicherung der generalisierten Fibromyalgie erst durch den Ausschluss anderer Erkrankungen mit apparativen Untersuchungen möglich ist.

Drucksensitive Punkte[1] bei der generalisierten Fibromyalgie

Hinterhaupt:	➨ am subokzipitalen Ansatz der Nackenstrecker
kaudale Nackenpartie:	➨ über den Ligamenta transversaria C5–7
M. trapezius:	➨ in der Mitte des Trapeziusoberrandes
M. supraspinatus:	➨ am Ansatz medial über der Spina scapulae
2. Rippe:	➨ an der sternokostalen Syndesmose
lateraler Epikondylus:	➨ 2 cm distal des Epicondylus lateralis humeri
Mm. glutaei:	➨ im oberen äußeren Gesäßquadranten
Trochanter major:	➨ dorsal der Trochanterprominens
Knie:	➨ über dem Fettkörper im Bereich d. medialen Kniegelenkes

1) Drucksensitiver Punkt = Schmerzangabe, möglichst mit Ausweichbewegung, bei einem Druck des Daumens oder der ersten zwei bis drei Finger von ca. 4 kp *(Wolfe* et al., 1990).

Tab. 1: Tender points

Ist eine Objektivierung der Beschwerden sinnvoll?

Kardinalsymptom der generalisierten Fibromyalgie sind die sogenannten drucksensitiven Punkte oder tender points, deren Zahl viel größer ist, als die vom American College of Rheumatology (*Wolfe* et al., 1990) empfohlenen 18 zu untersuchenden Stellen. *Doherty* und *Jones* (1995) halten für klinische Belange die Untersuchung von mindestens acht Punkten für ausreichend. Als tender point wird dabei ein Punkt gewertet, an dem Schmerz, möglichst sogar mit Ausweichbewegung, bei einem Druck von nicht mehr als 4 kp/1,77 cm² ausgelöst werden kann (*Cott* et al., 1992; *Doherty* und *Jones*, 1995).

Wichtiger als die Frage, wieviele Druckpunkte zu untersuchen seien, ist zweifellos, darauf zu achten, dass sich die tender points sowohl am Rumpf als auch an mehreren Extremitäten nachweisen lassen. Bestehen nur lokal, etwa an einem Arm, druckempfindliche Stellen, so handelt es sich um lokale Tendomyosen, die meist Folge von Über- oder Fehlbelastungen, seltener umschriebener arthrogener oder gelegentlich radikulärer Schmerzen sind. Eine sehr gründliche orthopädische, eventuell eine rheumatologische und neurologische Untersuchung sind in diesen Fällen angezeigt. Bei radikulären Schmerzen ohne klinisch manifeste Ausfälle (Paresen, Sensibilitätsstörungen, abgeschwächte Muskeleigenreflexe) kann gelegentlich eine Elektromyografie eine latente Wurzelläsion aufdecken.

Zur Objektivierung der Druckempfindlichkeit werden sog. Dolorimeter, das sind Druckaufnehmer, die eine Quantifizierung des lokal applizierten Drucks ermöglichen, benutzt. In der Studie von *Cott* et al. (1992) zeigte sich jedoch, dass die digitale und dolorimetrische Beurteilung der tender points gleichermaßen objektiv sind. Es wurden aber bei der digitalen Prüfung signifikant mehr tender points nachgewiesen als bei der dolorimetrischen (*Cott* et

al., 1992; *Lautenschläger*, 1994). *Samborski* et al. (1991) hingegen halten die dolorimetrische Untersuchung für zuverlässiger, wenn auch zeitaufwändiger, und schlagen sie zumindest für wissenschaftliche Untersuchungen vor. *Doherty* und *Jones* (1995) sehen die digitale Untersuchung als ausreichend für klinische Zwecke an. Nach unserer Erfahrung ist bei ausschließlich digitaler Beurteilung das regelmäßige Untersuchen der drucksensiblen Punkte auch bei nicht Betroffenen notwendig, um die Trennschärfe zwischen gesund und krank zu schulen.

Welche Untersuchungen sollten routinemäßig durchgeführt werden?

Sorgsam muss versucht werden, Schmerzen an den Sehnenansätzen, also Tendomyalgien, von den Schmerzen der Muskeln selbst, also den Myalgien, zu unterscheiden. Letztere werden in die Muskelbäuche lokalisiert und wie ein überstarker Muskelkater empfunden und sind nicht typisch für die generalisierte Fibromyalgie. Weiterhin ist eine genaue Medikamentenanamnese erforderlich, da Medikamente wie Lipidsenker (z.B. Lovastatin) zu chronischen Myalgien und damit zu ähnlichen Beschwerden führen können.

Voraussetzung für die Diagnose einer generalisierten Fibromyalgie ist abgesehen von den tender points ein unauffälliger körperlicher Befund. Insbesondere müssen Paresen und andere neurologische Störungen sorgfältig ausgeschlossen werden. Da sich aber nicht alle Myopathien, zum Beispiel beginnende entzündliche oder medikamentös-toxische Myopathien, durch typische Schmerzen oder Paresen zu erkennen geben, sind eine Bestimmung der Kreatinkinase-Aktivität im Serum und eine elektromyografische Untersuchung zu fordern. Die elektromyografische Untersuchung sollte im Bereich der heftigsten Schmerzen vorgenommen werden. Gibt es keine klinischen Hinweise auf eine geeignete Insertionsstelle, so untersuchen wir an einer Körperseite die Mm. deltoideus oder biceps brachii, vastus medialis und tibialis anterior, die nach unseren Erfahrungen bei den verschiedensten Myopathien am häufigsten erkrankt sind. Nur bei ganz typischer Fibromyalgie ist unseres Erachtens ein Elektromyogramm entbehrlich. Durch eine Muskelbiopsie lässt sich die Diagnose einer generalisierten Fibromyalgie nicht untermauern, da sie – abgesehen von einer schmerzbedingten Inaktivitätsatrofie – keine Auffälligkeiten zeigt (*Drewes* et al., 1993; *Pongratz* et al., 1994). Sie eignet sich allenfalls zum Ausschluss möglicher Differenzialdiagnosen.

Hypothyreote Myopathien können Myalgien und eine abnorme muskuläre Ermüdbarkeit hervorrufen und damit einer generalisierten Fibromyalgie ähneln. Durch eine Bestimmung des Spiegels des Thyreoidea-stimulierenden Hormons (TSH) lässt sich rasch eine Klärung herbeiführen. Außerdem ist die Kreatinkinase-Aktivität in der Regel erhöht. Auch der Hyperparathyreoidismus und Hyperkortizismus können zu ausgedehnten Myalgien führen. Auf klinische Anhaltspunkte wie Nephrolithiasis, Polydipsie und Polyurie, Gelenkbeschwerden und psychische Veränderungen beim Hyperparathyreoidismus sowie Stammfettsucht, Sexualfunktionsstörungen, Hypertonie und Striae beim Cushing-Syndrom ist zu achten. Eine routinemäßige endokrinologische Labordiagnostik übersteigt bei der Seltenheit dieser beiden Erkrankungen unseres Erachtens aber die Verhältnismäßigkeit.

Pathologische Befunde von seiten des Skelettsystems gehören nicht zur Diagnose einer generalisierten Fibromyalgie. Die Bestimmung der Kalzium-Konzentration (zudem Hinweis auf eine Parathormonstörung) und der Aktivität der alkalischen Phosphatase im Serum sollten zur Routinediagnostik gehören, um ossäre Leiden auszuschließen. Die Indikation zu radiologischen Untersuchungen wie der Knochendichtemessung bei Verdacht auf eine Osteoporose richtet sich nach der Anamnese (Menarche, Menopause, Glukokortikoidtherapie, unzureichende Ernährung, übermäßiger Alkoholkonsum, körperliche Inaktivität) und dem klinischen Befund.

Dem Ausschluss entzündlicher weichteilrheumatischer Erkrankungen wie der Polymyalgia rheumatica oder von Kollagenosen dienen die Messung der Blutkörperchensenkungsgeschwindigkeit, ein Differenzialblutbild und die Bestimmung der antinukleären Antikörper. Die von *Berg* und *Klein* (1994) beschriebenen Autoantikörper gegen Serotonin, die die Autoren bei 70 % ihrer Patienten fanden, wurden von anderen Autoren noch nicht bestätigt, so dass sie noch nicht als diagnostischer Standard angesehen werden können.

Virusinfektionen (z.B. Coxsackie B-, Epstein-Barr-, Herpes-, Parvo-, HI-Virus; *Berg* und *Klein,* 1994; *Goldenberg,* 1993; *Leventhal* et al., 1991) und Borrelia-burgdorferi-Infektionen (*Hsu* et al., 1993) können Fibromyalgie-Syndrome triggern. Die klinische Symptomatik unterscheidet sich nicht von derjenigen der primären Form. Eine routinemäßige serologische Diagnostik ist nicht sinnvoll, da sie weder zur Diagnose noch – selbst im Falle der Borrelia-burgdorferi-Infektion – zur Therapie des Fibromyalgie-Syndroms beiträgt, da eine Antibiotikabehandlung die Schmerzsymptomatik nicht beeinflusst (*Dinerman* und *Steere,* 1992; *Hsu* et al., 1993).

Symptomorientierte Differenzialdiagnostik

Gelegentlich stehen einzelne der vielen, für die generalisierte Fibromyalgie typischen Symptome so im Vordergrund der Beschwerden, dass die Diagnose schwer fällt und andere Erkrankungen eingehend diskutiert werden müssen.

Für die Routinediagnostik bei Verdacht auf eine generalisierte Fibromyalgie empfohlene Zusatzuntersuchungen

Klinische Untersuchungen
➽ orthopädisch/rheumatologische Untersuchung
➽ neurologische Untersuchung (vor allem zum Ausschluss von Paresen)

Laboruntersuchungen
➽ Blutkörperchensenkungsgeschwindigkeit
➽ Differenzialblutbild
➽ Kalzium im Serum
➽ alkalische Phosphatase (AP)
➽ Kreatinkinase (CK)
➽ Thyroidea-stimulierendes Hormon (TSH)
➽ antinukleäre Antikörper (ANA)

Elektromyografie (außer bei typischer Fibromyalgie)
➽ nach Schmerzlokalisation,
➽ sonst Mm. deltoideus/biceps brachii, vasti, tibialis anterior

---

Tab. 2: Empfohlene Zusatzuntersuchungen

Hauptsymptom »Muskelschmerzen«

Neben der Lokalisation der Schmerzen sind auch deren Auslösemechanismen differenzialdiagnostisch sehr wertvoll. Entzündliche Muskelerkrankungen, an die vor allem wegen der therapeutischen Konsequenzen immer gedacht werden muss, führen zu Ruheschmerzen, die allerdings bei Belastung zunehmen können, also durchaus fibromyalgischen Schmerzen ähneln. Meist entwickeln sich proximal betonte Paresen. Gelegentlich können sie jedoch zumindest zu Krankheitsbeginn noch fehlen. Auch die Kreatinkinase-Aktivität ist nicht obligat erhöht. Wenn jedoch auch eine elektromyografische Untersuchung der schmerzhaften Muskeln keine Auffälligkeiten nachweist, ist eine Myositis außerordentlich unwahrscheinlich.

Andere behandelbare Muskelerkrankungen sind medikamentös-toxische Myopathien. Daran ist vor allem dann zu denken, wenn ein zeitlicher Zusammenhang zwischen der Medikation und dem Auftreten der Beschwerden besteht. Zu denken ist insbesondere an Lipidsenker (HMG-CoA-Reduktase-Hemmer wie Lovastatin, Nikotinsäure) (*Victor* und *Sieb*, 1994). Ex juvantibus lässt sich die Diagnose durch Beseitigung des schädigenden Agens stellen.

Immer wieder wird bei Patienten mit einer Fibromyalgie eine metabolische Myopathie diskutiert. Gedacht wird an Störungen der Glykolyse (z.B. McArdle-Syndrom) oder an einen Myoadenylatdeaminase-Mangel. Glykogenosen sind sehr seltene Erkrankungen, ein Myoadenylatdeaminase-Mangel lässt sich hingegen bei etwa 2% der Bevölkerung nachweisen (*Goebel* und *Bardosi*, 1987). Die Mehrzahl dieser Patienten ist jedoch beschwerdefrei. Es wird von einigen Autoren bezweifelt, ob die ursprünglich als krankheitstypisch beschriebenen Myalgien tatsächlich bei dieser häufigsten metabolischen Myopathie statistisch gehäuft auftreten und es sich überhaupt um einen Enzymdefekt von Krankheitswert handelt *(Mercelis* et al., 1987). Die metabolischen Myopathien lassen sich in der Regel allein durch die Anamnese ausschließen. Während bei Patienten mit einer Fibromyalgie in Ruhe und schon bei relativ geringen Belastungen (z.B. beim Föhnen der Haare) Myalgien auftreten, kommt es bei Patienten mit metabolischen Myopathien erst unter intensiver Belastung zu Symptomen, und dann oft zu Muskelkontrakturen und bei stärkerer Ausprägung zu Rhabdomyolysen (bierbrauner Urin). Diese belastungsabhängigen Myalgien sind in vielen Muskelgruppen anzutreffen, etwa in der Kaumuskulatur beim Kauen zähen Fleisches, an den Unterarmen beim Musizieren, in den Beinen beim Treppensteigen. Bei der Mehrzahl der Patienten mit einer Glykogenose ist die Kreatinkinase-Aktivität im Serum erhöht, beim Myoadenylatdeaminase-Mangel nur bei der Minderzahl der Patienten. Die elektromyografische Untersuchung führt meist nicht weiter. Bleiben diagnostische Zweifel bestehen, so steht mit dem sog. Laktat-Ammoniak-Belastungstest ein sehr zuverlässiger Suchtest zur Verfügung, der bei pathologischem Ausfall auf eine metabolische Myopathie hinweist und Anlass zu einer Muskelbiopsie sein sollte (Tabelle 3).

Hauptsymptom »abnorme Ermüdbarkeit«

Steht eine abnorme Ermüdbarkeit im Vordergrund der Beschwerden, so stellt sich die Frage einer Myasthenia gravis. Bei gründlicher Anamnese und körperlicher Untersuchung dürfte eine Unterscheidung wiederum nicht schwer fallen. Während es sich bei der Fibromyalgie um eine allgemeine Müdigkeit und rasche Erschöpfbarkeit handelt, geben die Patienten mit einer Myasthenie zumindest auf gezieltes Befragen an, dass eine Ptosis oder Doppelbilder beim Lesen oder Fernsehen, eine zunehmende Kaumuskelschwäche beim Kauen zähen Fleisches, ein Versagen der Stimme bei längerem Sprechen, eine proximale Schwäche der Arme etwa beim Wäscheauf-

hängen oder Föhnen oder eine Schwäche der Beine bei längerem Gehen auftritt. Bei der Untersuchung lässt sich eine Ptosis bei längerdauerndem Blick nach oben (Simpson-Test), eine Kopfbeugerschwäche bei längerem Kopfanheben von der Untersuchungsliege oder eine Deltoideusschwäche nach längerem (ein bis zwei Minuten) Armheben provozieren. Der Objektivierung der klinischen Befunde dienen eine repetitive niederfrequente Nervenstimulation, die ein Amplitudendekrement der abgeleiteten Muskelaktionspotenziale von über acht bis zehn Prozent zeigt, und die Bestimmung der Azetylcholinrezeptor-Antikörpertiter, die bei mindestens 95% der Patienten mit einer generalisierten Myasthenia gravis erhöht sind.

Treten Schwäche und Erschöpfung erst nach länger dauernden Belastungen auf, so ist differenzialdiagnostisch an eine mitochondriale Myopathie zu denken. Viele, aber nicht alle Patienten zeigen eine Ptosis und Störungen der Bulbusmotilität, vor allem beim Blick nach oben. Extremitätenparesen können in fortgeschritteneren Krankheitsstadien auftreten. Die Kreatinkinase-Aktivität kann erhöht sein. In Ruhe, zumindest aber unter einer niedrigdosierten Ausdauerbelastung, kommt es meist zu einem abnormen Laktatanstieg im Serum (Tabelle 4).

Eine weitere Differenzialdiagnose ist das sog. Chronic-fatigue-Syndrom, welches durch eine chronisch vorhandene oder wiederkehrende generalisierte Müdigkeit gekennzeichnet ist, die erhebliche Störungen im täglichen Leben mit sich bringt und über einen Zeitraum von mindestens sechs Monaten vorhanden ist. Ferner gehören zu diesem Syndrom unspezifische Symptome wie allgemeines Schwächegefühl, Unwohlsein, Myalgien, Fiebergefühl, schmerzhafte Lymphknoten, Depressionen, Konzentrations- und Gedächtnisstörungen sowie eine eingeschränkte intellektuelle Leistungsfähigkeit *(Schmitz* et al., 1994). Da 80% der meist weiblichen Patienten unter Myalgien leiden, ist die Ähnlichkeit zur generali-

---

Laktat-Ammoniak-Belastungstest
(modifiziert nach *Haller* und *Bertocci,* 1994)

Venöse Blutentnahme zur Bestimmung von Laktat und Ammoniak (auf Eis, rasche Verarbeitung):
– Stauung des Armes mittels Blutdruckmanschette mit 20 bis 30 mmHg über dem systolischen Blutdruck
– kräftiger Faustschluss alle 2 Sekunden (am besten mit Tennisball oder Vigorimeter in der Hand) bis zum Erreichen der Toleranzgrenze (mindestens jedoch 1 Minute lang; Motivieren des Patienten ist sehr wichtig!)
– nach Ablassen der Blutdruckmanschette sofortige erneute Blutentnahme am gleichen Arm
– weitere Blutentnahmen nach 1, 2, 3 und 5 Minuten

Messparameter
Differenz von max. Ammoniakwert nach Belastung minus Ausgangswert (= Δ Ammoniak) dividiert durch die Differenz von max. Laktatwert nach Belastung minus Ausgangswert (= Δ Laktat)

Bewertung
Quotient von 0,7 bis 5% ➡ normal
Quotient unter 0,5% ➡ dringender Verdacht auf einen Myoadenylatdeaminase-Mangel;
Quotient deutlich über 5% (meist sogar weitgehend fehlender Laktatanstieg): ➡ dringender Verdacht auf Glykogenolyse- oder Glykolysedefekt

Fehlerquellen
– Mangelnde Ausbelastung des Patienten, die sich in einem Laktatanstieg unter 4,5 mval/l äußert, sofern kein Glykogenolyse- oder Glykolysedefekt vorliegt;
– unsachgemäße Blutentnahme (zu starke Stauung des Armes mit daraus resultierendem Laktatanstieg);
– unsachgemäße Verarbeitung der Proben

Tab. 3: Laktat-Ammoniak-Belastungstest

sierten Fibromyalgie unverkennbar. Die Ätiologie ist noch ungeklärt. Es fanden sich bisher keine überzeugenden Beweise für chronische oder abgelaufene Infektionen oder immunologische Störungen als Krankheitsursache. Psychosomatische Störungen spielen in der Ätiologie wahrscheinlich zumindest eine große Rolle (*Ewig,* 1993; *Schmitz* et al., 1994). Einen diagnostisch wegweisenden objektiven Befund gibt es nicht. Entscheidend für die Differenzialdiagnose sind die tender points bei der Fibromyalgie und die abnorme Müdig-

keit ohne tender points beim Chronic-fatigue-Syndrom.

Hauptsymptom »Sensibilitätsstörungen«

Nicht ganz selten sieht man Patienten, die wegen Dysästhesien und Parästhesien an den Händen unter dem Verdacht eines Karpaltunnelsyndroms oder bei solchen Störungen an den Füßen zum Ausschluss einer Polyneuro-

---

Ausdauerbelastungstest bei Verdacht auf mitochondriale Myopathien

Fahrradergometertest (Jerusalem und *Zierz,* 1991):
– 15 Minuten Belastung mit 30 Watt (keine Steigerung!)

Laufbandbelastungstest (Schmidt et al., 1995):
– 15 Minuten Gehen mit 5 km/h

Venöse Blutentnahmen
– vor, alle 5 Minuten während sowie 15 Minuten nach Belastung

Bewertung
– bei Gesunden kein Laktatanstieg über die aerobe Schwelle (2,0 mMol/l),
– bei mitochondrialen Myopathien allmählich steigende Laktatwerte

Fehlerquellen
– Auch ausgeprägte Inaktivitätsatrofien können zu leicht abnormen Laktatanstiegen führen.

Tab. 4: Ausdauerbelastungstests

pathie neurologisch und neurophysiologisch untersucht werden sollen. Andererseits berichten fast alle Patienten mit einer generalisierten Fibromyalgie über rezidivierende Parästhesien *(Simms* und *Goldenberg,* 1988). Die wegweisenden neurologischen Befunde eines Karpaltunnelsyndroms, wie ein positives Hoffmann-Tinelsches Zeichen (elektrisierende Dysästhesien im Versorgungsgebiet des N. medianus bei Beklopfen des Nerven am Handgelenk) oder ein pathologischer Phalen-Test (Auslösung von Dysästhesien durch längere Volarflexion des Handgelenkes) oder gar typisch lokalisierte Störungen des Berührungs- und Schmerzempfindens im Versorgungsgebiet des N. medianus, Paresen oder Atrofien der Daumenballenmuskulatur fehlen bei den Patienten mit einer generalisierten Fibromyalgie. Eine Polyneuropathie ist bei lebhaften Triceps-surae-(Achillessehnen-)Reflexen und normalem Berührungs-, Schmerz- und Vibrationsempfinden an den Zehen sehr unwahrscheinlich. Neurophysiologische Untersuchungen erübrigen sich meist durch eine gründliche klinische Untersuchung. Auch

ein Restless-legs-Syndrom (RLS) muss gelegentlich einmal erwogen werden, wenn Missempfindungen oder ein Spannungsgefühl und Schmerzen in der Tiefe der Waden mit einem imperativen Bewegungsdrang und prompter Besserung bei Bewegung beschrieben werden *(Staedt* et al., 1994). Da beim RLS regelmäßig auch ein nächtliches Myoklonie-Syndrom (NMS) mit rhythmischem Auftreten einer Dorsalflektion der Großzehe oder des gesamten Fußes während des Schlafes auftritt, kann das NMS durch eine Verschlechterung des Schlafes zu einer Verstärkung der Fibromyalgieschmerzen beitragen *(Staedt* et al., 1994).

Hauptsymptom »psychische Störungen und Schlafstörungen«

Chronische Schmerzsyndrome, Schlafstörungen und depressive Verstimmungen treten häufig zusammen auf *(Blumer* et al., 1982; *Pilowsky,* 1988; *Staedt* et al., 1993; *Steuerwald* und *Rüther,* 1987; *Wörz,* 1990). Schlafstörungen bestehen bei bis zu 75% der Patienten mit Fibromyalgie-Syndrom *(Goldenberg,* 1987)

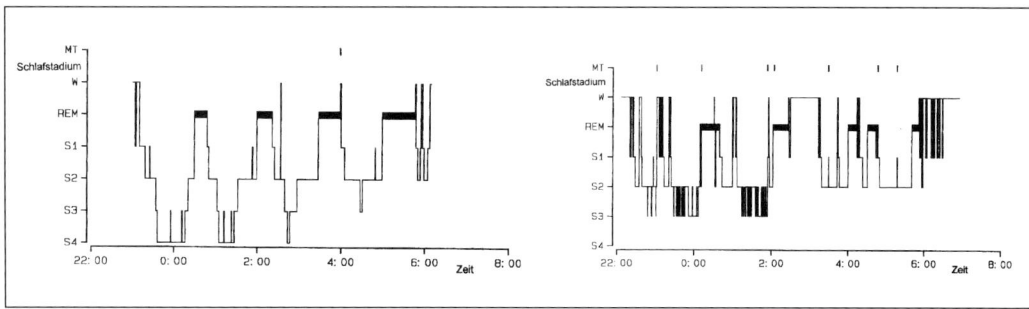

Abb. 1a: Normalprofil eines ungestörten Schlafablaufes.

Abb. 1 b: Schlafprofil einer Patientin mit Fibromyalgie. Vertikal sind die Schlafstadien (1–4) nach den Standardkriterien *(Rechtschaffen* und *Kales,* 1968) aufgetragen, MT= Movement Time (Körperbewegungen im Schlaf), W = Wake (wach), REM = Rapid Eye Movement (Traumschlaf mit schnellen Augenbewegungen). Horizontal ist die Tageszeit in Stunden aufgetragen

(Abb. 1). Schlafentzug senkt die Schmerzwahrnehmungsschwelle *(Johnson,* 1969), Schlafdeprivation kann schon bei Gesunden zu fibromyalgischen Beschwerden führen *(Doherty* und *Jones,* 1995; *Moldofsky* und *Scarisbrick,* 1976), persistierende Schlafstörungen begünstigen das Auftreten von Depressionen *(Ford* und *Camerow,* 1989). Den Schlafstörungen sollte daher bei der Anamnese besondere Aufmerksamkeit zukommen. Bei thymoleptikarefraktären Schlafstörungen und Verdacht auf ein Restless-legs- oder nächtliches Myoklonie-Syndrom kann eine polysomnografische Untersuchung weitere differenzialdiagnostische Aufschlüsse bringen.

An eine Depression im Rahmen einer generalisierten Fibromyalgie sollte nicht nur gedacht werden, wenn die typischen Depressionsmerkmale wie Schlafstörungen mit Früherwachen, Appetitlosigkeit, Gewichtsverlust, grundloses Weinen, innere Unruhe und Libidominderung vorliegen. Depressive Verstimmungen finden sich bei Fibromyalgie-Patienten nämlich häufig *(Hudson* et al., 1985), sie verlaufen aber nicht selten atypisch als sogenannte larvierte Depression, bei der Verzweiflung, Müdigkeit, Engegefühle in Hals und Brust und Schmerzen im Mittelpunkt der Klagen stehen.

Die komplexe Interaktion zwischen Depressionen, Schmerzen und Schlafstörungen im Rahmen der Fibromyalgie verdeutlicht, dass es kein pauschales Behandlungskonzept geben kann und dass neben dem Neurologen auch ein Psychiater konsiliarisch bei der Behandlung hinzugezogen werden sollte.

Hauptsymptom »vegetative Störungen«

Die generalisierte Fibromyalgie geht in der Regel mit einer Vielzahl vegetativer Störungen einher *(Berg* und *Klein,* 1994). Die häufigsten wurden bereits in der Einleitung erwähnt. Selbstverständlich nötigt jede diesbezügliche Beschwerdeangabe zu einer gezielten Anamnese und klinischen Untersuchung.

Technische Zusatzuntersuchungen sollten nur bei begründetem Verdacht eingesetzt werden, um einer somatischen Fixierung nicht Vorschub zu leisten. Andererseits dürfen somatische Beschwerden nicht vorschnell als Teilsymptom der generalisierten Fibromyalgie interpretiert werden, wodurch eventuell behandlungsbedürftige organische Erkrankungen übersehen werden könnten. Der optimale Mittelweg erfordert viel Erfahrung. Ist eine somatische Ursache unwahrscheinlich, beruhigt eine Erklärung, dass die Beschwerden Teilsymptom des generalisierten Schmerzsyndroms seien, die Patienten oft ausreichend. Besonders überzeugend wirkt es, die häufigsten somatischen Beschwerden, sofern sie nicht spontan geschildert werden, systematisch abzufragen. Dadurch wird den Patienten deutlich, dass viele andere Patienten unter ähnlichen Störungen leiden. Operative Maßnahmen, wie zum Beispiel Hysterektomien bei Unterleibschmerzen und Dysmenorrhoen, sind sehr streng zu indizieren.

Literatur

1. *Berg, P. A., R. Klein:* Fibromyalgie-Syndrom: Eine neuroendokrinologische Autoimmunerkrankung? Dtsch. med. Wschr. 119 (1994): 429–435.
2. *Blumer, D. [et al.]:* Biological markers for depression in chronic pain. J. Nerv. Ment. Dis. 170 (1982): 425–428.
3. *Cott, A. [et al.]:* Interrater reliability of the tender point criterion for fibromyalgia. J. Rheumatol. 19 (1992): 1955–1959.
4. *Crofford, L. J. [et al]:* Hypothalamic-pituitary-adrenal axis perturbations in patients with fibromyalgia. Arthritis Rheum. 37 (1994): 1583–1592.
5. *de Blecourt, A. C. [et al.]:* In vivo 31P magnetic resonance spectroscopy (MRS) of tender points in patients with primary fibromyalgia syndrome. Rheumatol. Int. 11 (1991): 51–54.
6. *Dinerman, H., A. C. Steere:* Lyme disease associated with fibromyalgia. Ann. Intern. Med. 117 (1992): 281–285.
7. *Doherty, M., A. Jones:* ABC of rheumatology: Fibromyalgia syndrome. Brit. Med. J. 310 (1995): 386–389.
8. *Drewes, A. M. [et al.]:* Pathology of skeletal muscle in fibromyalgia: a histo-immuno-chemical and ultrastructural study. Br. J. Rheumatol. 32 (1993): 479–483.
9. *Eisinger, J., A. Plantamura, T. Ayavou:* Glycolysis abnormalities in fibromyalgia. J. Am. Coll. Nutr. 13 (1994): 144–148.
10. *Elstad, J. I.:* Selvrapportert fibromyalgi blant kvinner 36–55 ar. Tidsskr. Nor. Laegeforen 114 (1994): 914–917.
11. *Ewig, S.:* Das chronische Müdigkeitssyndrom. Dtsch. med. Wschr. 118 (1993): 1373–1380.
12. *Ford D. E., D. B. Camerow:* Epidemilogic study of sleep disturbances and psychiatric disorders. JAMA 262 (1989): 1479–1484.
13. *Forseth K. O., J. T. Gran:* The prevalence of fibromyalgia among women aged 20–49 years in Arendal, Norway. Scand. J. Rheumatol. 21 (1992): 74–78.
14. *Goebel H. H., A. Bardosi:* Myoadenylate deaminase deficiency. Klin. Wochenschr. 65 (1987): 1023 – 1033.
15. *Goldenberg, D. L.:* Do infections trigger fibromyalgia? Arthritis Rheum. 11 (1993): 1489–1492.
16. *Goldenberg, D. L.:* Fibromyalgia syndrome. An emerging but controversial condition. JAMA 257 (1987): 2782–2787.
17. *Griep, E. N., J. W. Boersma, E. R. de Kloet:* Pituitary release of growth hormone and prolactin in the primary fibromyalgia syndrome. J. Rheumatol. 21 (1994): 2125–2130.
18. *Haller, R. G., L. A. Bertocci:* Exercise evaluation of metabolic myopathies. In: *Engel, A. G., C. Franzini-Armstrong:* Myology – basic and clinical. 2nd ed., New York: McGraw-Hill Inc., 1994, 810–811.
19. *Hsu, V. M., S. J. Patella, L. H. Sigal:* »Chronic Lyme disease« as the incorrect diagnosis in patients with fibromyalgia. Arthritis Rheum. 11 (1993): 1493–1500
20. *Hudson J. I. [et al.]:* Fibromyalgia and major affective disorder: a controlled phenomenology and family history study. Am. J. Psychiatry 142 (1985): 441–446.
21. *Jerusalem, F., S. Zierz:* Muskelerkrankungen. Klinik – Therapie – Pathologie. 2. Auflage Stuttgart, New York: Thieme, 1991, 163–165.
22. *Johnson, L. C.:* Physiological and psychological changes following total sleep deprivation. In: *Kales, A:* Sleep-physiology and pathology. Philadelphia: Lippincott 1969, 206–220.
23. *Kravis, M. M. [et al.]:* MR imaging of muscle and tender points in fibromyalgia. J. Magn. Reson. Imaging 3 (1993): 669–670.
24. *Lautenschläger, J.:* Die Untersuchung der Tender Points beim Fibromyalgie-Syndrom (Generalisierte Tendomyopathie). Z. Rheumatol. 53 (1994): 107.
25. *Leventhal, L. J., S. J. Naides, B. Freundlich:* Fibromyalgia and parvovirus infection. Arthritis Rheum. 34 (1991): 1319–1324.
26. *Makela M, Heliovaara M.:* Prevalence of primary fibromyalgia in the Finnish population. Brit. med. J. 303 (1991): 216–219.
27. *Mercelis, R. [et al.]:* Myoadenylate deaminase deficiency: absence of correlation with exercise intolerance in 452 muscle biopsies. J. Neurol. 234 (1987): 385–389.
28. *Moldofsky, H., P. Scarisbrick:* Induction of neurasthenic musculoskeletal pain syndrome by selective sleep stage deprivation. Psychosom. Med. 38 (1976): 35–44.
29. *Pilowsky, I.:* Affektive disorder and pain. In: *Dubner, R., G. F. Gebhart, M. R. Bond* (eds), Proc. 5th World Congress on Pain. Amsterdam, New York, Oxford: Elsevier, 1988, S. 263–275.
30. *Pongratz, D. [et al.]:* Gibt es ein morphologisches

Substrat der primären generalisierten Fibromyalgie? Z. Rheumatol. 53 (1994): 109.

31. *Prescott, E. [et al.]:* Fibromyalgia in the adult Danish population: I. A prevalence study. Scand. J. Rheumatol. 22 (1993): 233–237.

32. *Rechtschaffen, A., A. Kales:* A manual of standardized terminology, techniques and scoring system for sleep stages of human subjects. Los Angeles, Brain Information Service/Brain Research Institute, UCLA, 1968.

33. *Rüger, U., G. Schüssler:* Psychosomatische Aspekte und Ergebnisse zur Rheumatischen Arthritis und Fibromyalgie. Z. Psychosom. Med. Psychoanal. 40 (1994): 288–304.

34. *Samborski, W. [et al.]:* Druckpunktuntersuchungen bei der generalisierten Tendomyopathie (Fibromyalgie) (Vergleich verschiedener Methoden). Z. Rheumatol. 50 (1991): 382–386

35. *Schmidt, M. [et al.]:* Laufbandbelastung bei Patienten mit mitochondrialen Myopathien. Kongress der wissenschaftlichen Beiräte der Deutschen, Österreichischen und Schweizerischen Gesellschaft für Muskelkranke, Erlangen, 15.–16. 9. 1995.

36. *Schmitz, S. [et al.]:* Das chronische Müdigkeitssyndrom (»Chronic Fatigue Syndrome«, CFS). Med. Klin. 89 (1994): 154–159.

37. *Simms, R. W., D. L. Goldenberg:* Symptoms mimicking neurologic disorders in fibromyalgia syndrome. J. Rheumatol. 15 (1988): 1271–1273.

38. *Staedt, J. [et al.]:* Nächtliches Myoklonie-Syndrom (NMS) und Restless-Legs-Syndrom (RLS) – Übersicht und Fallbeschreibung. Fortschr. Neurol. Psychiat. 62 (1994): 88–93.

39. *Staedt J. [et al.]:* Cluster arousal analysis in chronic pain disturbed sleep. J. Sleep Res. 2 (1993): 134–137.

40. *Steuerwald, R., E. Rüther:* Schmerz, Depression und Schlaf. In: *Rüther, E., M. Berger:* Depression – Schlaf – Antidepressiva: Neue Ergebnisse aus Forschung und Praxis. Erlangen: Perimed Fachbuch-Verlagsgesellschaft, 1987, 37–49.

41. *Victor, M., J. P. Sieb:* Myopathies due to drugs, toxins, and nutritional deficiency. In: *Engel, A. G., C. Franzini-Armstrong:* Myology – basic and clinical. 2nd ed. New York: McGraw-Hill Inc., 1994, 1697–1725.

42. *Wolfe, F. [et al.]:* The prevalence and characteristics of fibromyalgia in the general population. Arthritis Rheum. 38 (1995): 19–28.

43. *Wolfe, F. [et al.]:* The American College of Rheumatology 1990 criteria for the classification of fibromyalgia. Report of the Multicenter Criteria Committee. Arthritis Rheum. 33 (1990): 160–172.

44. *Wörz, R.:* Chronischer Schmerz und Depression. In: *Wörz, R.:* Chronischer Schmerz und Psyche. New York: Fischer Verlag, 1990, 29–46.

Rheumapathologische Aspekte – Autoimmunologische Faktoren – Diagnostik

Neuroendokrine und endokrine Regulationsstörungen bei Fibromyalgie – Ausdruck einer chronischen Stressreaktion?

G. Neeck

Die in den letzten Jahren zunehmend publizierten Befunde von endokrinen und neuroendokrinen Veränderungen im Blut und Liquor bei Patienten mit Fibromyalgie (FMS) werfen jeweils die grundsätzliche Frage auf, ob es sich bei den gefundenen Ergebnissen um für die Erkrankung spezifische Veränderungen handelt oder ob sie sekundär als Begleitphänomene im Ablauf einer schmerzhaften chronischen Erkrankung auftreten. Im zweiten Falle werden solche Veränderungen auch als unspezifische endokrine und neuroendokrine Reaktionen im Stress einer Erkrankung beschrieben *(Neeck* und *Riedel,* 1994).

Der Begriff »Stress« bedarf dabei gewisser Erläuterungen, wobei auf die Beschreibungen seines Begründers, des in Kanada tätigen, aus dem damaligen Österreich-Ungarn stammenden *Hans Selye* (1950) zurückzugreifen ist. *Selye* hatte in das Zentrum seiner Beschäftigung mit den verschiedensten, teilweise bis heute in ihrer Ätiopathogenese ungeklärten Erkrankungen erstmalig den Begriff »Stress« formuliert. In dieser Zeit, d.h. in der ersten Hälfte unseres Jahrhunderts, war das medizinische Denken vor allem durch die großartigen Erfolge im Bereich der Infektiologie geprägt, wobei die Suche nach Mikroorganismen in der Auslösung verschiedenster Erkrankungen ein Hauptforschungsgebiet war und – zu erinnern sei beispielsweise an die Erfolge im Zusammenhang mit der Tuberkuloseforschung – zur Aufklärung der Ätiopathogenese unterschiedlichster Erkrankungen beigetragen hatte. *Selye* beschäftigte sich aber vorwiegend mit der Frage, warum bestimmte Individuen im Rahmen von Infektionen erkranken und andere nicht. Ihm gebührt deshalb zunächst das Verdienst, das Terrain, d.h. die Reaktionen des Organismus auf eine exogene Noxe, wieder in den Vordergrund gerückt zu haben. Insbesondere durch tierexperimentelle Befunde fand *Selye* bei verschiedensten Noxen, seien sie bespielsweise durch Mikroorganismen hervorgerufen oder durch rein physikalische Reize wie Hitze oder Kälte sowie durch Verletzungen, d.h. Traumatisierung von Geweben, uniforme Reaktionen des Organismus, wobei der Aktivierung der Achse Hypothalamus – Hypophyse – Nebennierenrinde eine zentrale Rolle in der Auseinandersetzung des Organismus mit diesen exogenen Faktoren zukam. Diese uniforme Reaktion des Organismus bezeichnete *Selye* als Stress. Nachdem ihm später auch der Nachweis gelungen war, dass derartige Reaktionen beispielsweise bei Versuchstieren allein durch Fesselung provozierbar sind, fand diese Beobachtung besondere Aufmerksamkeit. Die Vorstellung, dass Stress eine primär zentralnervös vermittelte Reaktion darstellt, prägt bis heute das landläufige Verständnis in bezug auf diesen Begriff. *Selye* hatte aber, wie oben dargestellt, diesen Begriff wesentlich weiter gefasst. Er formulierte die Theorie vom allgemeinen Adaptationssyndrom, wobei er unterstellte, dass die Reaktion des Organismus entweder ungenügend ist oder im Gegenteil überschießend, so dass exogene Faktoren, auf die nicht adäquat geantwortet wird, zu einer chronischen Störung bzw. Erkrankung führen.

Eine dieser Erkrankungen, die *Selye* im Sinne einer überschießenden Reaktion vor allem der Achse Hypothalamus – Hypophyse – Nebennierenrinde verursacht sah, war die rheumatoide Arthritis.

Selye schrieb deshalb den Hormonen der Nebennierenrinde prophlogistische Wirkungen zu! Nach der erfolgreichen Behandlung einer Patientin mit rheumatoider Arthritis durch Cortison, erstmalig 1948 durch *Philipp Hench*, erschütterte dies die theoretischen Vorstellungen von *Selye*. Er modifizierte daraufhin seine Theorie, in dem er speziell den Mineralocorticoiden prophlogistische Wirkungen zuschrieb.

Die erfolgreiche Behandlung einer rheumatoiden Arthritis unmittelbar später mit ACTH, was sowohl eine Stimulation der Glucocorticoide als auch der Mineralocorticoide zur Folge hat, schien die Theorie von *Selye* nun völlig zu widerlegen. Seine Theorie vom allgemeinen Adaptationssyndrom, das über Jahre das medizinische Denken stark beeinflusst hatte, wurde nun zunehmend abgelehnt. Dennoch ist die Stressforschung gerade heute mit den sehr viel weiter entwickelten Methoden des Nachweises verschiedenster Hormone ein wichtiges Forschungsgebiet. Allerdings werden teleologische Deutungen, wie sie *Selye* vorgenommen hatte, vermieden.

Im Folgenden sollen die bis heute vorliegenden Befunde über die Funktion verschiedener endokriner Achsen, Hormone und Neurohormone bei Fibromyalgie dargestellt werden und diese Ergebnisse sowohl mit den Befunden bei Gesunden als auch bei anderen, insbesondere auch schmerzhaften Erkrankungen des Bewegungsapparates, also rheumatologischen Erkrankungen, verglichen werden. Dabei sollen diese Befunde daraufhin untersucht werden, ob sie unspezifischen Charakter im Stress der Erkrankung haben oder ob es sich um für die Fibromyalgie spezifische Veränderungen handelt.

Biogene Amine

Die Bestimmungen der Catecholamine bei Patienten mit FMS zeigen teilweise widersprüchliche Ergebnisse. So beschreiben *Van Denderen* et al. (1992) erniedrigte Konzentrationen im Plasma für Noradrenalin und Adrenalin nach Ergometertraining parallel zu einer niedrigeren Pulsfrequenz beim FMS gegenüber gesunden Kontrollen. Sie interpretieren ihr Ergebnis als eine erniedrigte Reaktivität des sympathischen Nervensystems bei FMS. Eine ähnliche Beobachtung machten *Vaeroy* et al. (1989) bei reduzierter Vasokonstriktion der Hand nach Kälteexposition bei FMS-Patienten. *Hamaty* et al. (1989) fanden dagegen erhöhte Spiegel von Adrenalin bei FMS-Patienten. In der gleichen Untersuchung waren die Konzentrationen von Prostaglandin E_2 erhöht im Vergleich zu Gesunden. Diese Autoren interpretierten ihre Ergebnisse mit einer reduzierten Konversion von Noradrenalin in Adrenalin bei FMS. *Russell* (1989) fand eine erhöhte Ausscheidung von Noradrenalin im Urin von Patienten mit FMS.

Es ist bekannt, dass im chronischen Stress die Catecholamin-Antwort in der Peripherie abnimmt, während gleichzeitig die stressinduzierten zentralen Phänomene der neuroendokrinen Stressreaktion persistieren *(Kopin, 1980)*. Erhöhungen der Cortisolsekretion als ein typisches Zeichen der chronischen Stressreaktion können die adrenale Catecholaminsekretion modulieren *(Wurtman* und *Axelrod, 1965)* und damit die Reagibilität der Catecholaminsekretion beeinflussen.

Die bislang vorliegenden Studien zum Serotonin-Metabolismus (5-Hydroxytryptamin; 5-HT) zeigen übereinstimmend erniedrigte Werte bei Patienten mit FMS *(Moldofsky, 1982; Russell* et al., 1987; *Russell* et al., 1993; *Hrycaj* et al., 1994; *Sprott* et al., 1995). *Russell* et al. (1987) fand zusätzlich eine hochsignifikante Beziehung zwischen der Schmerzintensität am Bewegungsapparat bei FMS-Patienten und der Erniedrigung der 5-HT-

Spiegel im Serum. Offensichtlich zur Kompensation dieses Defizits im Sinne der Gegenregulation sind die Bindungsstellen für 5-HT an Thrombozyten von FMS-Patienten erhöht. Es steht zu vermuten, dass auch in anderen Geweben, insbesondere im zentralen Nervensystem, eine Erhöhung der Bindungsstellen für 5-HT vorliegt. Die Erniedrigung des Serotonins ist wahrscheinlich durch eine reduzierte Resorption des Vorläufers des Serotonins, der Aminosäure Tryptophan, aus dem Darm bedingt (*Moldofsky*, 1982; *Russell* et al., 1989, 1992). Erniedrigte Spiegel von Tryptophan wurden auch im Liquor gefunden (*Russell* et al., 1993). Die niedrigen Spiegel von Tryptophan können damit zu erniedrigten Transmitter-Konzentrationen im zentralen serotoninnergen System führen, das bekanntermaßen neben anderen Funktionen vor allem an der Regulation von Schlaf und Nozizeption beteiligt ist. Tierexperimentell führt eine erniedrigte Serotoninkonzentration im Gehirn zu Benommenheit und kann durch die Gabe von Tryptophan komplett behoben werden (*Hobson* und *Steriade*, 1986). Die Aktivierung von serotoninnergen Bahnen mit Projektion auf das Rückenmark kann noxische, schmerzhafte Reize unterdrücken (*Basbaum* und *Fields*, 1984). Das serotoninnerge System scheint dabei die Funktion eines »gain setters« für die Motoneuronaktivität im Hirnstamm und Rückenmark zu haben (*Davis* et al., 1980). Bislang wenig beachtet wurde der physiologische Umstand, dass Tryptophan nicht nur der Vorläufer des Serotonins ist, sondern auch des Melatonins. Die hypophyseale Sekretion dieses Hormons wird durch den Hell-Dunkel-Zyklus bestimmt und beeinflusst zahlreiche hypothalamische Funktionen. Niedrige oder im Tagesgang desynchronisierte Melatoninspiegel können depressive Symptome hervorrufen, und das Hormon wird als eine Schlüsselsubstanz verschiedener depressiver Zustände angesehen (*Watson* und *Maden*, 1977; *Lerner* und *Norlund*, 1978).

Das Konzept erniedrigter Konzentrationen von Tryptophan und Serotonin peripher und zentral erlaubt in der Tat die Erklärung zahlreicher Symptome beim FMS. In diesem Zusammenhang jedoch interessant ist die Tatsache, dass auch andere essenzielle Aminosäuren wie Histidin, Lysin, Threonin bei Patienten mit FMS nur vermindert resorbiert werden (*Russell* et al., 1989, *Yunus* et al., 1992). Dies könnte auf eine primäre Störung beim FMS im Bereich der gastrointestinalen Resorption deuten. Andererseits unterliegt die Resorptionsrate der genannten essenziellen Aminosäuren offensichtlich auch hormonellen Einflüssen, da unter physiologischen Bedingungen der Schwangerschaft und während der Menstruation Änderungen der Resorptionsraten gefunden wurden. Es erscheint deshalb denkbar, dass sich diese wichtigen Störungen der neuroendokrinen Homöostase auch unspezifisch im Ablauf einer chronischen schmerzhaften Erkrankung manifestieren können. Genauere Mechanismen diesbezüglich sind bis heute nicht bekannt.

Hypothalamus-Hypophyse-Nebennierenrinden-Achse

Die Mehrzahl der hier vorliegenden Befunde, die einmal Cortisolbestimmungen mehrfach am Tage sowie Funktionstests mittels des Dexamethasonhemmtestes umfassen, deuten insgesamt auf Befunde im Sinne einer Abflachung der zirkadianen Rhythmik mit unphysiologisch hohen abendlichen Spiegeln von Cortisol (*McCain* und *Tilbe*, 1989; *Ferraccioli* et al., 1990). Die von verschiedenen Autoren gefundene erhöhte Rate von negativen Dexamethasonhemmtesten, d.h. die abendliche Gabe von Dexamethason, führt zu keiner Unterdrückung der am Morgen gemessenen spontanen Cortisolsekretion, ist ein indirekter Ausdruck dieser unphysiologisch hohen abendlichen Cortisolsekretion. Solche Veränderungen sind ein wesentliches Merkmal des Cushing-Syndroms. Vergleicht man dieses Ergebnis mit jenen bei beispielsweise rheumatoider Arthritis, so wird hier evident, dass abhängig von der Entzündungsaktivität bei sehr aktiven Fällen einer rheumatoiden Arthritis ebenfalls Sekretionsmuster im Sinne einer aufgehobenen zirkadianen Rhythmik bestehen mit unphysiologisch hohen abendlichen bzw. nächtlichen Cortisolspiegeln *(Neeck* et al., 1990). Insofern sind diese Ergebnisse ähnlich, wobei allerdings bei rheumatoider Arthritis diese Veränderung sich nur bei maximaler Entzündungsaktivität zeigen (BSG > 80 mm in der ersten Stunde). Interessanterweise zeigen wiederum Untersuchungen der zirkadianen Rhythmik von Cortisol als auch im Dexamethasonhemmtest beim FMS ähnliche Verhältnisse wie bei der endogenen Depression *(Sachar,* 1975). Auch hier kommt es zu einer Abflachung der zirkadianen Rhythmik mit unphysiologisch hohen abendlichen Cortisolspiegeln und einer erhöhten Rate von Dexamethasonhemmtesten. Eine ähnliche Untersuchung wurde auch bei Schmerzpatienten mit chronischem Lumbalsyndrom durchgeführt *(Atkinson* et al., 1986). Auch hier fanden sich erhöhte abendliche Cortisolwerte und eine erhöhte Rate von negativen Dexamethasonhemmtesten, wenn gleichzeitig im Rahmen des chronischen Schmerzsyndroms in entsprechenden Depressionsskalen eine ausgeprägte reaktive Depressivität gemessen wurde. Umgekehrt liegt beim Cushing-Syndrom, auch bei der zentralen Form, welche sich kaum durch erhöhte Einzelwerte, sondern wiederum allein durch eine aufgehobene zirkadiane Rhythmik mit unphysiologisch hohen abendlichen und nächtlichen Cortisolspiegeln zeigt, eine Häufung von Depressionen vor *(Starkman* et al., 1981). Etwa zwei Drittel der Patienten mit Cushing-Syndrom sollen entsprechend psychiatrisch auffällig sein. Somit scheint in der Aktivierung der Achse Hypothalamus – Hypophyse – Nebennierenrinde mit entsprechend unphysiologisch hohen ACTH- bzw. Cortisolspiegeln am Abend und in der Nacht ein zentrales endokrinologisches Phänomen vorzuliegen, das sich sowohl einmal primär aus einer zentral nervösen Störung ableiten bzw. umgekehrt wiederum selbst eine solche hervorrufen kann. Vergleicht man drei verschiedene Gruppen von Patienten mit

FMS, LWS-Syndrom und rheumatoider Arthritis bezüglich dieser endokrinen Achse, so wird deutlich, dass die Veränderungen bei allen drei Erkrankungen in die gleiche Richtung zielen, dass FMS-Patienten im Durchschnitt jedoch diese Veränderungen stärker ausgeprägt zeigen als Patienten mit chronischen LWS-Problemen und Patienten mit rheumatoider Arthritis *(Ferraccioli* et al., 1990). Diese haben ähnliche Veränderungen erst dann, wenn die entzündliche Aktivität stark ausgeprägt ist *(Neeck* et al., 1990). Die beschriebenen Veränderungen der Achse Hypothalamus – Hypophyse – Nebennierenrinde scheinen dazu beim FMS und LWS-Syndrom mit dem Grad der Depressivität zu korrelieren *(Ferraccioli* et al., 1990; *Atkinson* et al., 1986).

Somit dürften diese Veränderungen reaktiv im chronischen Stress der Erkrankung zu interpretieren sein. Zwei neuere Untersuchungen diskutieren allerdings auch im Gegensatz zu dem oben Gesagten eine Unterfunktion der Nebennierenrinde beim FMS. So fanden *Grieb* et al. (1993) im CRH-Test eine signifikat höhere Stimulation von ACTH bei FMS-Patienten im Vergleich zu Gesunden bei identischer Cortisolreserve. Dieses Ergebnis könnte jedoch auch in der Form interpretiert werden, dass die erhöhte ACTH-Antwort auf CRH auch Ausdruck einer Aktivierung der gesamten Achse ist, denn direkte Stimulation der Nebennierenrinde mit ACTH ergab bei den gleichen Autoren keine Unterschiede zwischen Patienten mit FMS und Gesunden. *Crofford* et al. (1993) fanden kürzlich eine erniedrigte Konzentration von freiem Cortisol im 24-Stunden-Urin bei Patienten mit FMS. Auch hier wird eine Nebennierenrindeninsuffizienz als Ursache dieses Befundes diskutiert. Im chronischen Stress einer Erkrankung kommt es, als allgemeines endokrinologisches Phänomen, aber auch zu einer Down-Regulation von Rezeptoren *(Gavin* et al., 1974), so dass für die Gesamtproduktion von Cortisol durchaus niedrigere Werte gemessen werden können. Das entscheidende Merkmal der Veränderung der Cortisolsekretion im chronischen Stress einer Erkrankung dürften die erhöht gefundenen abendlichen Werte von Cortisol sein. Dieses Merkmal wurde auch von der gleichen Gruppe festgestellt *(Crofford* et al., 1993).

Hypothalamus-Hypophyse-Schilddrüsen-Achse

Veränderungen der Aktivität dieser Achse werden bereits seit längerem für das FMS diskutiert. Ausgangspunkt sind insbesondere zahlreiche vegetativ-funktionelle Störungen, die sich gehäuft bei diesen Patienten finden. *(Müller,* 1987; *Neeck* und *Schmidt,* 1990). Dazu zählen hypotone Kreislaufdysregulation, Obstipationsneigung, Kälteempfindlichkeit und kalte Akren. Bereits in einer sehr frühen Studie von *Becker* et al. (1963) wurden über 500 Patienten mit Hashimoto-Thyreoiditis auf rheumatologische Erkrankungen bzw. Symptome am Bewegungsapparat untersucht. Als größte Gruppe zeigte sich bei vorliegender Hashimoto-Thyreoiditis eine Symptomatik wie beim FMS, damals noch als Fibrositis-Syndrom bezeichnet. Die Hashimoto-Thyreoiditis macht bekanntermaßen im aktiven Stadium einen Zustand der Hyperthyreose durch, um dann häufig über die Euthyreose in die Hypothyreose zu münden. Untersuchungen von 100 Patienten mit gesicherter primärer Hypothyreose, also einer Störung auf der Ebene der Schilddrüse, ergaben nur bei fünf Patienten eine Symptomatologie wie beim FMS *(Carett* und *Lefrancois,* 1988). Eine primäre Hypothyreose scheint deshalb als Ursache der Symptomatik bei FMS ausgeschlossen. Selbstverständlich ist aber diese Koinzidenz in Einzelfällen vorhanden, und eine Überprüfung der Schilddrüsenfunktion ist deshalb bei der Diagnostik der Fibromyalgie eine notwendige Laboruntersuchung. Eigene Untersuchungen zur Schilddrüsenfunktion bei FMS-Patienten gegenüber gesunden Kontrollen ergaben für die Basalwerte ebenfalls keine statistisch sicherbaren Unterschiede *(Neeck*

und *Riedel,* 1992). Auffällig war allein eine Tendenz zu niedrigen peripheren Schilddrüsenhormonen bei gleichzeitig niedrigem TSH (Abbildung 1). Eine derartige Konstellation war bereits früher gehäuft bei Patienten mit FMS beschrieben worden *(Simons* und *Travell,* 1989; *McCain* und *Tilbe,* 1989). Im dynamischen Test der TRH-TSH-Stimulation zeigten sich allerdings deutliche Unterschiede zwischen Gesunden und Patienten mit FMS.

So war die stimulierbare TSH-Reserve bei FMS-Patienten deutlich reduziert, und auch der folgende Anstieg der freien Hormone fT3 und fT4 war signifikant niedriger. Derartige Ergebnisse finden sich beispielsweise bei hypothalamischen Formen einer Hypothyreose, allerdings ist dies eine Störung, die als außerordentlich selten gilt. Wesentlich häufiger finden sich derartige Veränderungen als unspezifische Reaktion bei verschiedenen Erkrankungen im Sinne des sogenannten »Sick-Euthyroid-Syndroms« oder »Low-T3-Syndroms« *(Maeda* und *Ingbar,* 1984). Bei dieser Störung im Rahmen der verschiedensten Erkrankungen liegt eine Konversionsstörung des freien T4 in das biologisch wirksame freie T3 vor. Infolgedessen kommt es zu einer Akkumulation von fT4, das als ein wesentliches Rückkopplungshormon mit Wirkung auf die Hypophyse gilt *(Reichlin,* 1966). Dies führt zu einer Reduktion bzw. Inaktivierung von TRH-sensiblen Rezeptoren in der Hypophyse. Als Folge ist die Stimulation des TSH durch TRH vermindert mit wiederum der Folge einer Downregulation der gesamten Achse Hypothalamus – Hypophyse – Schilddrüse. Die Ursache der Konversionsstörung von fT4 in fT3 ist bislang nicht eindeutig geklärt. Glukokortikoide scheinen eine derartige hemmende Wirkung zu haben *(Otsuki* et al., 1973; *Visser* und *Lambert,* 1981). Die beim FMS gehäuft vorliegenden, unphysiologisch hohen abendlichen bzw. nächtlichen Cortisolspiegel könnten auch die Störung dieser endokrinen Achse vermitteln. In jedem Falle erscheinen die beschriebenen Veränderungen im Sinne des Sick-Euthyroid-Syndroms als unspezifische

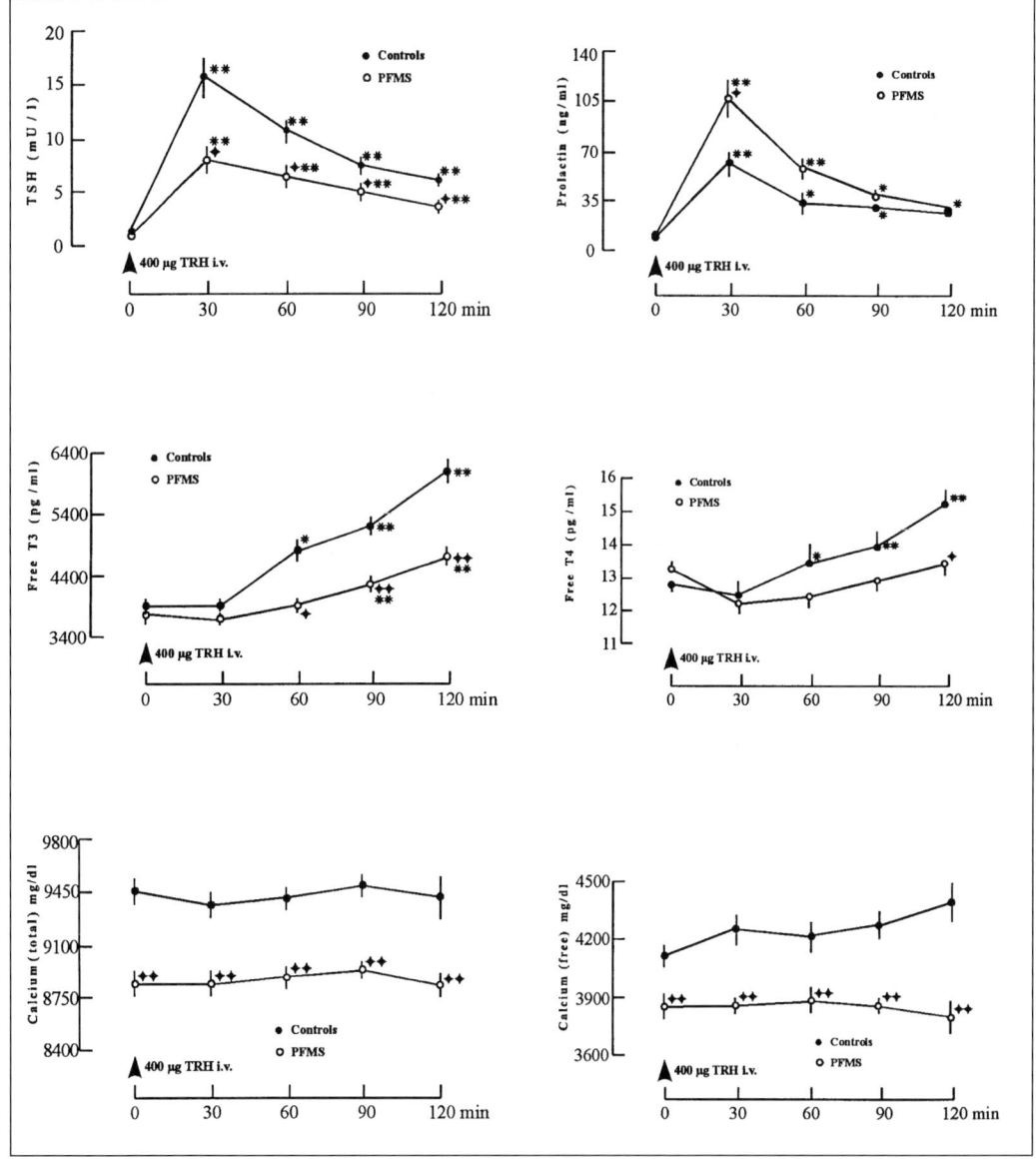

Abb. 1: Konzentrationen von TSH, Prolactin, fT4, fT3, gesamtem und freiem Kalzium bei 13 weiblichen Patientinnen mit primärer Fibromyalgie (PFMS) gegenüber zehn gesunden Kontrollpersonen nach intravenöser Injektion von 400 µg TRH. Darstellung der Mittelwerten mit Standardabweichungen.
✱ p < 0.05, ✱✱ p < 0.01 (Vergleich von Basalwert und Stimulationswert)
★ p < 0.05, ★★ p < 0.01 (Vergleich von Patienten mit PFMS und Gesunden)
(*Neeck* und *Riedel*, 1992)

Störung im Ablauf einer chronischen Erkrankung, ein Phänomen, das beispielsweise auch bei der rheumatoiden Arthritis nachgewiesen wurde *(Herrmann* et al., 1989). Aber nicht nur bei somatischen Erkrankungen kommt es zu diesen Regulationsstörungen, auch bei der Depression wurde eine reduzierte Antwort von TSH auf TRH festgestellt *(Loosen* et al., 1983). Das Ausmaß dieser Regulationsänderung der Achse Hypothalamus – Hypophyse – Schilddrüse scheint aber bei der rheumatoiden Arthritis von der Entzündungsaktivität abhängig zu sein. Im Mittel wiederum haben deshalb die meisten Patienten mit FMS ausgeprägtere Veränderungen auch dieser endokrinen Achse als im Mittel Patienten mit rheumatoider Arthritis.

Kalzium, Calcitonin und Parathormon

Störungen der Kalziumhomöostase können multiple Symptome auslösen – sowohl im Bereich des zentralen Nervensystems als auch in der Muskulatur – und verschiedene vegetative Funktionen betreffend. So induziert beispielsweise die leichte, aber manifeste Hypokalziämie Symptome einer geschwächten, aber nicht entspannten Muskulatur, vermehrten Dermografismus, kalte Hände und Füße und eine allgemeine Erhöhung der Erregbarkeit des Nervensystems. Zahlreiche dieser Symptome finden sich gehäuft auch bei Patienten mit FMS. Wir untersuchten deshalb auch die Spiegel von freiem und gesamtem Kalzium und fanden im Vergleich zu einer gesunden Kontrollgruppe hochsignifikant erniedrigte Werte für das freie und das gesamte Kalzium *(Neeck* und *Riedel,* 1992). Die Werte lagen dabei im Mittel an der unteren Normgrenze. Sie waren aber eindeutig verschieden von den Kalziumwerten der Gesunden, die sich im mittleren Normbereich häuften. Bei der Bestimmung der kalziumregulierenden Hormone wurden für das Parathormon im Trend leicht erhöhte Werte gefunden, allerdings statistisch nicht signifikant verschieden von der gesunden Kontrollgruppe. Dafür waren die Calcitoninwerte deutlich erniedrigt, bei den meisten Patientinnen sogar unterhalb der Nachweisgrenze. Diese Befunde wurden in einer kürzlich publizierten Arbeit an einer größeren Patientenzahl bestätigt *(Samborski* et al., 1996). Diese deutlich erniedrigten Calcitoninwerte sind insofern von besonderem Interesse, da Calcitonin analgetische Wirkungen besitzt *(Dupuy,* 1983), was bekanntermaßen auch therapeutisch genutzt wird *(Schaffner* et al., 1990) und somit ein entsprechender endogener Mangel eine Erniedrigung der Schmerzschwelle mit bewirken kann. Bemerkenswert ist eine offensichtlich auch antidepressive Wirkung von Calcitonin. Bei der Frage der Interpretation dieser Befundkonstellation in Bezug auf Kalzium und die kalziumregulierenden Hormone erscheint die Hypokalziämie die primäre Veränderung zu sein. Die Faktoren, die dafür verantwortlich sind, finden sich einmal in einer erhöhten Aktivität der Achse Hypothalamus – Hypophyse – Nebennierenrinde, in dem Cortisol sowohl die Kalziumresorption hemmt als auch die Kalziumausscheidung forciert. Zusätzlich besteht offensichtlich eine synergistische Wirkung zwischen Parathormon und der Schilddrüsenfunktion. So kommt es im Stadium der Hyperthyreose zu einer vermehrten biologischen Wirksamkeit des Parathormons mit Mobilisierung von Kalzium aus dem Knochen und der gelegentlichen Folge einer transistorischen Calcipenie bzw. einer Hyperkalziämie. Umgekehrt ist die Hypothyreose häufig mit niedrigen Kalziumwerten vergesellschaftet. Die von uns nachgewiesene Downregulation der Achse Hypothalamus – Hypophyse – Schilddrüse im Sinne eines low T_3-Syndroms im Stress der Erkrankung könnte deshalb ein zusätzlicher Co-Faktor der Ausprägung der Hypokalziämie sein. Reaktiv kommt es offensichtlich zu einem Ansteigen des Parathormons und besonders ausgeprägt zu einer Downregulation der Calcitoninsekretion, um der Störung der Kalziumhomöostase als einem wichtigen biologischen Parameter entgegenzuwirken. Somit wären wieder Hypokalziämie und niedrige Calcitoninwerte Ausdruck der Aktivierung der Achse Hypothalamus – Hypophyse – Nebennierenrinde und der Inaktivierung der Achse Hypothalamus – Hypophyse – Schilddrüse, also reaktiv im Stress der Erkrankung zu verstehen. Dabei dürfte es sich hier jedoch nicht um reine Epiphänomene ohne klinische Bedeutung handeln. Wie oben dargestellt, ist die chronische Hypokalziämie und wahrscheinlich auch der niedrige Calcitoninspiegel eine Konstellation, die ihre Entsprechung in zahlreichen Symptomen des FMS findet (*Elert* et al., 1992; *Famaey* et al., 1991).

Prolactin und Wachstumshormon

Auch Prolactin ist durch das hypothalamische TRH stimulierbar. Weiter zeigen erhöhte Prolactinspiegel bzw. Stimulierbarkeit von Prolactin indirekt eine latente hypothyreote Stoffwechsellage an (*Daughaday,* 1985). Wir stimulierten deshalb Prolactin ebenfalls durch TRH und fanden nun eine signifikant höhere Prolactin-Antwort auf TRH bei Patienten mit FMS im Vergleich zu Gesunden (*Neeck* und *Riedel,* 1992). Dabei waren die Ausgangswerte für Prolactin nicht verschieden zwischen der Gruppe von Patienten mit FMS und Gesunden. Da die erhöhte Prolactin-Antwort mit einer erniedrigten Schilddrüsenfunktionslage einhergeht, wäre dieses Ergebnis zunächst auch als Ausdruck des chronischen Stresses der Erkrankung zu interpretieren.

Für Somatomedin C wurden kürzlich hochsignifikant erniedrigte Spiegel gemessen (*Bennett* et al., 1992), was in neueren Studien bestätigt wurde (*Samborski* et al., 1996). Die Konzentrationen im Serum von Somatomedin C reflektieren die Sekretionsrate des Wachstumshormons. Physiologischerweise wird Wachstumshormon insbesondere in der Nacht während des Schlafes ausgeschüttet. Da es bei Patienten mit FMS häufig zu Schlafstörungen kommt, wäre diese Erniedrigung von Wachstumshormon bzw. Somatomedin C als Ausdruck der Schlafstörung zu interpretieren. Ähnliche Ergebnisse fanden sich bei zirkadianen Untersuchungen des Wachstumshormons bei Patienten mit rheumatoider Arthritis (*Neeck* et al., 1988). Bei hoch entzündlichen Verläufen bleibt auch bei dieser Erkrankung der nächtliche physiologische Anstieg des Wachstumshormons aus, wohl ebenfalls infolge der dann auftretenden Schlafstörungen. Deshalb wären auch diese Veränderungen eher reaktiv im Ablauf der Erkrankung zu interpretieren. Dem Wachstumshormon werden mit seinem physiologischen Anstieg während der Nacht unter anderem immunstimulatorische Wirkungen zugeschrieben, durch die Repairmechanismen für die Mikrotraumatisierungen des Tages induziert werden. *Bennett* et al. (1995) berichteten kürzlich über erste therapeutische Versuche der Applikation von rekombinantem humanem Wachstumshormon bei Fibromyalgie. Diese Arbeitsgruppe interpretiert allerdings die erniedrigten Spiegel von Wachstumshormon als einen für das FMS kausal wesentlichen Faktor, in dem die Induktion von nächtlichen Repairmechanismen der mikrotraumatisierten Muskulatur ausbleibt, was zu mikroskopischen Veränderungen in der Muskulatur führt und den myogenen Schmerz beim FMS erklären würde (*Newham* et al., 1986; *Edwards,* 1988; *Jacobsen* et al., 1991). Dem ist allerdings entgegenzuhalten, dass wir sehr wohl Krankheitsbilder mit erheblichem Muskelzellzerfall kennen, wie z.B. Dermatomyositis oder reine Myositis. Das Leitsymptom bei diesen Erkrankungen ist für die Muskulatur allerdings nicht der Schmerz sondern die Schwäche der Muskulatur mit entsprechenden Funktionseinschränkungen. Der Schmerz beim FMS dürfte deshalb nicht durch das Absinken der Sekretion vom Wachstumshormon bedingt sein.

Die niedrigen Konzentrationen von Wachstumshormon und Somatomedin C bei Patienten mit FMS dürften insgesamt reaktive Folge der Schlafstörungen im Rahmen der chronischen schmerzhaften Erkrankung sein.

Endorphine, Enkephaline und Substanz P

Die verschiedenen endogenen Opiate (Endorphine und Enkephaline) werden vor allem im akuten Stress vermehrt gebildet. Untersuchungen von beiden Hormonen im Blut und Liquor von Patienten mit FMS ergaben jeweils normale bis hoch normale Werte (*Vaeroy* et al., 1991; *Hamaty* et al., 1989). Ein deutlich signifikanter Unterschied ließ sich bislang noch nicht nachweisen. Dagegen waren für Substanz P, ein Gewebshormon sowie ein Neurotransmitter mit zahlreichen Funktionen, wobei hier vor allem seine schmerzvermittelnde Wirkung zu erwähnen ist, sowohl im Liquor als auch im Serum (*Samborski* et al., 1996) bei Patienten mit FMS erhöhte Werte festzustellen. Substanz P scheint darüber hinaus auch bei der Vermittlung eines vermehrten Dermografismus beteiligt zu sein (*Littlejohn* et al., 1987), also der überschießenden Vasodilatation der Haut auf banale mechanische Reize. Erhöhungen dieses Hormons könnten somit sowohl für die Erniedrigung der Schmerzschwelle beim FMS als auch das klinische Symptom des vermehrten Dermografismus mit verantwortlich sein. Inwieweit es sich dabei für das FMS um eine spezifische Störung handelt, ist bislang unklar.

Zusammenfassung und Schlussfolgerung

Patienten mit FMS zeigen gegenüber Gesunden eine ganze Reihe von Abweichungen und Störungen der neuroendokrinen und endokrinen Homöostase (*Neeck* und *Riedel*, 1994). Dabei erscheinen viele der gefundenen Veränderungen ähnlich jenen zu sein, wie man sie auch bei anderen schmerzhaften Erkrankungen des Bewegungsapparates findet. Bemerkenswert erscheint der Umstand, dass sich diese offensichtlich unspezifischen Reaktionen im Ablauf einer chronischen schmerzhaften Erkrankung bei Patienten mit FMS im Mittel stärker ausgeprägt finden als beispielsweise bei Patienten mit lokalisierten schmerzhaften Erkrankungen des Bewegungsapparates wie dem chronischen LWS-Syndrom oder der rheumatoiden Arthritis. Dies entspricht auch dem klinischen Erscheinungsbild und dem subjektiven Empfinden der Patienten, indem sich beim FMS beispielsweise die psychischen Veränderungen und multiplen vegetativen Störungen anderer Organsysteme in der Regel wesentlich deutlicher ausgeprägt zeigen (*Ahles* et al., 1984; *Ahles* et al., 1987; *Goldenberg,* 1989; *Payne* et al., 1984), als Ausdruck einer den gesamten Organismus erfassenden Allgemeinerkrankung. Unter dem Aspekt unspezifischer neuroendokrinologischer und endokrinologischer Veränderungen erscheinen deshalb Patienten mit FMS – auf den ersten Blick erstaunlicherweise – schwerer krank zu sein als beispielsweise Patienten mit rheumatoider Arthritis. Nur Patienten mit rheumatoider Arthritis und maximaler humoraler Entzündungsaktivität entwickeln derart ausgeprägte Störungen der neuroendokrinen Homöostase. Man kann das gesamte Konzert der Verschiebungen der neuroendokrinologischen Homöostase als Ausdruck einer chronischen Stressreaktion interpretieren. Dabei ist der Unterschied zu einer akuten Stressreaktion hervorzuheben, welche für die beschriebenen verschiedenen Hormone meist völlig andere Reaktionsabläufe zeigt. So steigen beispielsweise ACTH und Cortisol im akuten Stress rasch auf hohe Werte an, während sich die chronische Stressreaktion nur in der zirkadianen Rhythmik dieser Hormone bzw. in entsprechenden Funktionstesten wie dem Dexamethason-Hemmtest feststellen lässt. Eine permanente akute Stressreaktion erscheint auch bei einer oft jahre- und jahrzehntelangen Erkrankung kaum vorstellbar. Vielmehr dürfte es zu Adaptationen kommen, die sich in typisch beschriebener Weise feststellen lassen. Dennoch darf diese Interpretation nicht dahingehend verstanden werden, dass es sich bei den gefundenen Störungen um reine Epiphänomene handle. Wie quasi paradigmatisch für die Veränderungen der Kalzium-Homöostase mit der entsprechenden Downregulation der Calcitoninsekretion dargestellt, ergeben sich hier zahlreiche Korrelationen zu den verschiedensten klinischen Symptomen des FMS. Rein hypothetisch ergeben sich nach dem Stresskonzept der verschiedenen neuroendokrinologischen und endokrinologischen Abweichungen zwei mögliche pathogenetische Ansätze: Entweder haben Patienten mit FMS eine ausgeprägt niedrige Schwelle, auf Stress mit einer derartigen Reaktion zu antworten, oder es liegt eine primäre, noch unbekannte Störung vor, welche in unspezifischer Weise diese Stressreaktion bedingt.

Bei der Durchsicht der erhobenen Befunde bieten sich als mögliche spezifische Veränderungen beim FMS vor allem Störungen im Serotoninstoffwechsel, Erhöhungen von Substanz P sowie wiederum die hochsignifikant erniedrigten Calcitoninspiegel an. Alle diese Hormone haben derart vielfältige Wirkungen auf den Organismus und korrelieren nahezu mit allen Symptomen, die bei FMS-Patienten gefunden werden, sodass sie nach heutigem Stand des Wissens am ehesten als Kandidaten für eine spezifische Störung beim FMS zu gelten haben (Tabelle 1).

Neuromediatoren, Hormone und hormonabhängige Metaboliten	Biogene Amine	Ergebnisse
Noradrenalin	niedrig	*(van Denderen et al. 1992)*
Adrenalin	niedrig	*(van Denderen et al. 1992)*
Noradrenalin	normal bis hoch	*(Hamaty et al. 1989)*
Dopamin	hoch	*(Hamaty et al. 1989)*
Adrenalin	niedrig bis normal	*(Hamaty et al. 1989)*
Prostaglandin E 2	hoch	*(Hamaty et al. 1989)*
Prostaglandin E 2	niedrig	*(Samborski et al. 1996)*
Noradrenalin	hoch	*(Russell 1989)*
Serotonin (Serum)	niedrig	*(Moldofsky et al. 1982)*
Serotonin (Serum)	niedrig	*(Russell et al. 1987)*
Tryptophan (Serum)	niedrig	*(Moldofsky et al. 1982)*
Tryptophan (Serum)	niedrig	*(Russell et al. 1989)*
Tryptophan (Serum)	niedrig	*(Russell et al. 1992)*
Serotonin (Serum)	niedrig	*(Russell et al. 1993)*
Serotonin (Serum)	niedrig	*(Hrycaj et al. 1994)*
Serotonin (Serum)	niedrig	*(Sprott et al. 1995)*
Tryptophan (Liquor)	niedrig	*(Russell et al. 1993)*
3-Hydroxy-Kyurenine (Liquor)	hoch	*(Russell et al. 1993)*
Hypothalamus-Hypophyse-NNR-Achse		
Cortisol (Serum)	hoch	*(McCain und Tilbe 1989)*
Cortisol (Dexamethason-Suppr.-Test)	normal bis hoch	*(McCain und Tilbe 1989)*
Cortisol (Dexamethason-Suppr.-Test)	normal bis hoch	*(Ferraccioli et al. 1990)*
ACTH (CRF-Test)	hoch	*(Griep et al. 1993)*
ACTH (Plasma)	normal	*(Samborski et al. 1996)*
Cortisol (CRF-Test)	niedrig	*(Griep et al. 1993)*
Cortisol (ACTH-Test)	normal	*(Griep et al. 1993)*
Cortisol, frei (24-h-Urin)	niedrig	*(Crofford et al. 1993)*
Cortisol, 8 Uhr morgens (Serum)	normal	*(Crofford et al. 1993)*
Cortisol, 8 Uhr abends (Serum)	hoch	*(Crofford et al. 1993)*

Tab. 1: Fortsetzung nächste Seite

ACTH (CRF-Test)	normal bis hoch	*(Crofford et al. 1993)*
Cortisol (CRF-Test)	normal bis niedrig	*(Crofford et al. 1993)*
Arginin Vasopressin	normal	*(Crofford et al. 1993)*

Hypothalamus-Hypophyse-Schilddrüsen-Achse

Hypothyreose bei FMS	selten	*(Carette und Lefrancois, 1989)*
FMS bei Hashimoto-Thyreoiditis	häufig	*(Becker et al. 1963)*
T 3, basal (Serum)	niedrig normal	*(Simons u. Travell 1989)*
T 4, basal (Serum)	niedrig normal	*(Simons u.Travell 1989)*
TSH, basal (Serum)	niedrig normal	*(Simons u.Travell 1989)*
TSH, basal (Serum)	normal	*(Samborski et al. 1996)*
TSH (TRH-Test)	erniedrigt	*(Ferraccioli et al. 1990)*
TSH (TRH-Test)	erniedrigt	*(Neeck und Riedel, 1992)*
TSH, basal (Serum)	niedrig normal	*(Neeck und Riedel 1992)*
T 3, basal (Serum)	niedrig normal	*(Neeck und Riedel 1992)*
T 4, basal (Serum)	niedrig normal	*(Neeck und Riedel 1992)*
fT 3, basal (Serum)	niedrig normal	*(Neeck und Riedel 1992)*
fT 4, basal (Serum)	hoch normal	*(Neeck und Riedel 1992)*
fT 3, (TRH-Test)	erniedrigt	*(Neeck und Riedel 1992)*
fT 4, (TRH-Test)	erniedrigt	*(Neeck und Riedel 1992)*

Parathormon, Calcitonin, Kalzium

Parathormon (Serum)	hoch normal	*(Neeck und Riedel 1992)*
Calcitonin (Serum)	niedrig	*(Neeck und Riedel 1992)*
Calcitonin (Serum)	niedrig	*(Samborski et al. 1996)*
Kalzium gesamt (Serum)	niedrig	*(Neeck und Riedel 1992)*
Kalzium frei (Serum)	niedrig	*(Neeck und Riedel 1992)*

Wachstumshormon und Prolactin

Somatomedin C (Serum)	niedrig	*(Benett et al. 1992)*
Somatomedin C (Serum)	niedrig	*(Samborski et al. 1996)*
Wachstumshormon (24-h-Urin)	normal	*(Jacobsen et al. 1992)*
FMS bei Hyperprolactinämie	häufig	*(Buskila et al. 1992)*
Prolactin (TRH-Test)	hoch	*(Neeck und Riedel, 1992)*
Prolactin (Serum)	hoch normal	*(Russell et al. 1993)*
Prolactin (Serum)	hoch	*(Samborski et al. 1996)*

Endorphine, Enkephaline, Substanz P

Endorphine (Serum)	hoch normal	*(Hamaty et al. 1989)*
Enkephaline (Serum)	hoch normal	*(Hamaty et al. 1989)*
Endorphine (Liquor)	hoch normal	*(Vaeroy et al. 1991)*
Enkephaline (Liquor)	hoch normal	*(Vaeroy et al. 1991)*
Substanz P (Serum)	erhöht	*(Samborski et al. 1996)*

Tab. 1: Untersuchungsergebnisse von Neuromediatoren, Hormonen und hormonabhängigen Metaboliten bei Fibromyalgie

Literatur

1. *Ahles, T. A. [et al.]:* Psychological factors associated with primary fibromyalgia syndrome.Arthritis and Rheumatism 25 (1984): 1101–1106.

2. *Ahles, T. A., M. B. Yunus, A. T. Masi:* Is chronic pain a variant of depressive disease? The fibromyalgia syndrome.Pain 29 (1987): 105–111.

3. *Atkinson, J. H. Jr. [et al.]:* Basal and postdexamethasone cortisol and prolactin concentrations in depressed and non-depressed patients with chronic pain syndroms. Pain 25 (1986): 23–30.

4. *Basbaum, A. T., H. L. Fields:* Endogenous pain control systems: brainstem spinal pathways and endorphin circuitry. Annual Review of Neuroscience 7 (1984): 309–338.

5. *Becker, K. L., R. H. Ferguson, W. M. McConahey:* The connective tissue disease and symptoms associated with Hashimoto's thyroiditis. New England Journal of Medicine 268 (1963): 275–280.

6. *Bennett, R. M.:* Beyond fibromyalgia: ideas on etiology and treatment. Journal of Rheumatology 16 (supplement 19) (1989): 185–191.

7. *Bennett, R. M. [et al.]:* Low levels of somatomedin C in patients with the fibromyalgia syndrome. A possible links between sleep and muscle pain. Arthritis and Rheumatism 35 (1992): 1113–1116.

8. *Bennett, R. M. [et al.]:* A double blind placebo controlled study of growth hormone therapy in fibromyalgia. Journal of Musculoskeletal Pain 3 (Supp. 1) (1995): 110.

9. *Buskila, D., P. Fefer, I. Harman-Boehm:* Assessment of nonarticular tenderness and prevalence of fibromyalgia in hyperprolactinemic women. Arthritis and Rheumatism 35 (Supp. 9) (1992): 114.

10. *Carette, S., L. Lefrancois:* Fibrositis and primary hypothyroidism. Journal of Rheumatology 15 (1988): 1418–1421.

11. *Carroll, B. J. [et al.]:* A specific laboratory test for the diagnosis of melancholia. Archives of General Psychiatry 140 (1981): 338–341.

12. *Ceserani, R. [et al.]:* Calcitonin and prostaglandin system. Life Sciences (1979): 1851–1855.

13. *Crofford, L. J. [et al.]:* Pertubations of hypothalamic-pituitary-adrenal axis function in patients with fibromyalgia. Arthritis and Rheumatism 36 (Supp. 9) (1993): 220.

14. *Daughaday, W. H.:* The anterior pituitary gland. In: *Wilson, J. D., und D. W. Foster* (eds.): Williams Textbook of Endocrinology. Philadelphia: Saunders, 1985, 568–613.

15. *Davis, M. [et al.]:* 5-Methoxy-N,N-dimethyltryptamine: spinal cord and brainstem mediation of excitatory effects on acoustic startle. Psychopharmacology 70 (1980): 123–130.

16. *Dupuy, B.:* Antistress effects of calcitonin. Biomed Pharmacotherapie 37 (1983): 54–57.

17. *van Denderen, J. C. [et al.]:* Physiological effects of exhaustive physical exercise in primary fibromyalgia syndrome (PFS): is PFS a disorder of neuroendocrine reactivity? Scandinavian Journal of Rheumatology 21 (1992): 35–37.

18. *Edwards, R. H. T.:* Hypotheses of peripheral and central mechanisms underlying occupational muscle pain and injury. European Journal of Applied Physiology and Occupational Physiology 57 (1988): 275–281.

19. *Elert, J. E., S. B. Rantapää-Dahlqvist, K. Henriksson-Larsén:* Muscle performance, electromyografy and fibre type composition in fibromyalgia and work-related myalgia. Scandinavian Journal of Rheumatology 21 (1992): 28–34.

20. *Famaey, J. P. [et al.]:* Fibrinolytic activity in fibromyalgia patients with latent tetany syndrome. Hungarian Rheumatology 32 (1991): 231.

21. *Ferraccioli, G. [et al.]:* Neuroendocrinologic findings in primary fibromyalgia and in other rheumatic conditions. Journal of Rheumatology 17 (1990): 689–873.

22. *Gavin, J. R. III, [et al.]:* Insulin-dependent regulation of insulin receptor concentrations: a direct demonstration in cell culture. Proceedings of the National Academy of Sciences of the USA 71 (1974): 84–88.

23. *Goldenberg, D. L.:* Psychologic symptoms and psychiatric diagnosis in patients with fibromyalgia. Journal of Rheumatology 16 (Supp. 19) (1989): 127–130.

24. *Griep, E. N., J. W. Boersma, E. R. de Kloet:* Altered reacitivity of the hypothalamic-pituitary-adrenal axis in the primary fibromyalgia syndrome. Journal of Rheumatology 20 (1993): 469–474.

25. *Hamaty, D. [et al.]:* The plasma endorphin, prostaglandin and catecholamine profile of patients with fibrositis treated with cyclobenzaprine and placebo: a 5-month study. Journal of Rheumatology 16 (Supp. 19) (1989): 164–168.

26. *Herrmann, F. [et al.]:* Low-T3-Syndrom und chronisch-entzündlicher Rheumatismus. Zeitschrift für die Gesamte Innere Medizin und ihre Grenzgebiete 44 (1989): 513–518.

27. *Hobson, J. A., M. Steriade:* Neuronal basis of behavioral state control. In: *Montcastle, V. B., F. E. Bloom, S. R. Geiger* (eds.): Handbook of Physiology, vol. IV: The Nervous System, Chap. 14, (1986): 701–823. Betheda, American Physiological Society.

28. *Jacobsen, S. M., B. Sanneskiold-Samsöe, N. E. Skakkebaek:* Urinary excretion of growth hormone in fibromyalgia. Scandinavian Journal of Rheumatology (Supp. 94) (1992): 43.

29. *Kopin, I.. K. (1980):* Catecholamines, adrenal hormones and stress: In: *Krieger, D. T., J.C. Huges* (eds.): Neuroendocrinology. Sunderland: Sinauer, 1980, 159–166.

30. *Kravitz, H. M. [et al.]:* Biochemical Clues to a Fibromyalgia-Depression Links: Imipramine Binding in Patients with Fibromyalgia or Depression and in Healthy Controls. Journal of Rheumatology 19 (1992): 1428–1432.

31. *Laurian, L.:* Calcitonin-induced increase in ACTH, b-endorphin and cortisol secretion. Hormon. metab. Res. 18 (1986): 268–271.

32. *Lerner, A. B., J. H. Nordlung:* Melatonin: clinical pharmacology. Journal of Neural Transmission 13 (1978): 339–347.

33. *Littlejohn, G. O., C. Weinstein, R. D. Helme:* Increased neurogenic inflammation in fibrositis syndrome. Journal of Rheumatology 14 (1987): 1022–1025.

34. *Loosen, P. T., K. Kistler, A. J. Prange:* Use of TSH response to TRH as an independent variable. American Journal of Psychiatry 140(1983): 700–703.

35. *Maeda, M., S. H. Ingbar:* Evidence that the 5'-monodeiodinases for thyroxine and 3,3',5'-triiodothyronine in the rat pituitary are separate enzymes. Endocinology 114 (1984): 747–752.

36. *McCain, G. A.:* Non medicinal treatment of primary fibromyalgia. Rheumatic Diseases Clinics of North America 15 (1989): 83–90.

37. *McCain, G. A., K. S. Tilbe:* Diurnal hormone variation in fibromyalgia syndrome: A comparison with rheumatoid arthritis. Journal of Rheumatology 16 (Supp. 19) (1989): 154–157.

38. *Meerson, F. Z.:* Role of synthesis of nucleic acids and protein in adaptation to the external environment. Physiological Reviews 55 (1975): 79–123.

39. *Moldofsky, H., J. J. Warsh:* Plasma tryptophan and musculoskeletal pain in non-articular rheumatism (»fibrositis syndrome«). Pain 5 (1978): 65–71.

40. *Moldofsky, H.:* Rheumatic pain modulation syndromes: The interrelationships between sleep, central nervous system, serotonin and pain. Advances in Neurology 33 (1982): 51–57.

41. *Müller, W.:* The fibrositis syndrome: diagnosis, differenzial diagnosis and pathogeneses. Scandinavian Journal of Rheumatology 65(1987): 40–53.

42. *Müller, W.:* Der Verlauf der primären generalisierten Tendomyopathie (GTM). In: *Müller, W.* (Hrsg.): Generalisierte Tendomyopathie (Fibromyalgie), Darmstadt: Steinkopff Verlag, 1991, 29–43.

43. *Müller, W., J. Lautenschläger:* Die generalisierte Tendomyopathie (GTM). Teil II: Pathogenese und Therapie. Zeitschrift für Rheumatologie 49 (1990): 22–29.

44. *Neeck, G., W. Riedel:* Thyroid function in patients with fibromyalgia syndrome. Journal of Rheumatology 19 (1992): 1120–1122

45. *Neeck, G., K. L. Schmidt:* Das generalisierte tendomyotische Syndrom (Fibromyalgie-Syndrom). Die Medizinische Welt 41 (1990): 341–345.

46. *Neeck, G. [et al.]:* Circadian variations of cortisol, prolactin and human growth hormone in patients with rheumatoid arthritis. About interactions between endocrine and immune system. Aktuelle Endokrinologie und Stoffwechsel (1988): 57–63.

47. *Neeck, G. [et al.]:* Adrenal secretion of cortisol in patients with rheumatoid arthritis. Journal of Rheumatology 17 (1990): 24–29.

48. *Neeck, G., W. Riedel:* Neuromediator and hormonal perturbations in fibromyalgia syndrome: results of chronic stress? In: *Masi, A. T.* (ed.), Fibromyalgia and Myofascial Pain Syndromes. Baillière's Clinical Rheumatology (1994): 7653–775.

49. *Newham, D. J. [et al.]:* Skeletal muscle damage: a study of isotope uptake, enzyme efflux an dpain after stepping. European Journal of Applied Physiology and Occupational Physiology 55 (1986): 106–112.

50. *Otsuki, M., M. Dakota, S. Babas:* Influence of glucocorticoids on TRH-induced TSH response in man. Journal of Clinical Endocrinology and Metabolism 36 (1973): 95–102.

51. *Payne, T. C. [et al.]:* Fibrositis and psychologic disturbance. Arthritis and Rheumatism 25 (1984): 213–217.

52. *Reichlin, S.:* Control of thyrotropin hormone secretion. In: *Martini, L., W. F. Ganong* (eds.): Neuroendocrinology. London: Academic Press, 1966, 445–536.

53. *Riedel W., S. L. Burke:* Selective autonomic nervous control of thyroid hormone and calcitonin secretion during metabolic and cardiorespiratory activation by intracisternal thyrotropin-releasing hormone (TRH). Journal of the Autonomic Nervous System 24 (1988): 157–173.

54. *Russell, I. H.:* Neurohormonal aspects of fibromyalgia syndrome: Rheumatic Diseases Clinics of North America 15 (1989): 149–168.

55. *Russell, I. J., G. A. Vipraio:* Serum prolactin (PRO) in fibromyalgia syndrome (FS), rheumatoid arthritis (RA), osteoarthritis (OA) and healthy normal controls (NC). Arthritis and Rheumatism 36 (Supp. 9) (1993): 222.

56. *Russell, I. J., G. A. Vipraio:* Abnormalities in the central nervous system (CNS) metabolism of tryptophan (TRY) to 3-hydroxykynurenine (OHKY) in fibromyalgia syndrome (FS). Arthritis and Rheumatism 36 (Supp. 9) (1993): 222.

57. *Russell, I. J.:* Biochemical Abnormalities in Fibromyalgia Syndrome. Journal of Musculoskeletal Pain 2, 3 (1994): 101–115.

58. *Russell, I. J. [et al.]:* Circulating Antibodies to Serotonin (ASA) in Fibromyalgia Syndrome (FS), Rheumatoid Arthritis (RA), Osteoarthritis (OA), and Healthy Normal Controls (NC) Journal of Musculoskeletal Pain 3 (Supp. 1) (1995): 143.

59. *Russell, I. H. [et al.]:* Imipramine receptor density on plateless of patients with fibrositis syndrome: Correlation with desease severity and response to therapy. Arthritis and Rheumatism 30 (1987): 63.

60. *Russell, I. H., J. E. Michalek, G. A. Vipraio:* Serum amino acids in fibrositis/fibromyalgia syndrome. Journal of Rheumatology 16 (Supp 19) (1989): 158–163.

61. *Russell, I. H. [et al.]:* Platelet 3h-imipramine uptake receptor density and serum serotonin levels in patients with fibromyalgia/fibrositis syndrome. Journal of Rheumatology 19 (1992): 104–109.

62. *Russell, I. J., G. A. Vipraio, Y. G. Lopez:* Serum serotonin (rHT) in fibromyalgia syndrome (FS), rheumatoid arthritis (RA), osteoarthritis (OA) and
healthy normal controls (NC). Arthritis and Rheumatism 36 (Supp 9) (1993): 222.

63. *Sachar, E. J.:* Neurocrine abnormalities in depressive illness. In: *Sachar, E. J.* (ed.), Topics in Psy-
choendocrinology. New York: Grune and Stratton,
1975, 135–156.

64. *Samborski, W. [et al.]:* Biochemische Veränderungen bei der Fibromyalgie. Zeitschrift für Rheumatologie (im Druck) (1996)

65. *Schaffner, W., M. Dambacher, D. Felix:* Calcitonin in
der Schmerztherapie. Therapiewoche 40 (1990):
145–154.

66. *Selye, H.:* The Physiology and Pathology of Expo-
sure to Stress. Montreal (Canada): Acta., Inc. Medical Publishers, 1950.

67. *Simons, D. G., J. G. Travell (1989):* Myofascial pain
syndromes, perpetuating factors. In: *Wall, P. D., R.
Malzak* (eds.), Textbook of Pain. Edinburgh:
Churchill Livingstone, 1989, 368–385.

68. *Starkman, M. N., E. D. Schreingart, M. A. Schork:*
Depressed mood and other psychiatric manifestati-
ons of Cushing's syndrome: relationship to hormone
levels. Psychosomatic Medicine 43 (1981): 3–18.

69. *Stratz, T. [et al.]:* Die Serotoninkonzentration im Serum bei Patienten mit generalisierter Tendomyopathie (Fibromyalgie) und chronischer Polyarthritis.
Medizinische Klinik 88, 8 (1993): 458–462.

70. *Værøy, H. [et al.]:* Elevated CSF levels of substance
P and hifg incidence of Raynaud phenomenon in pa-
tients with fibromyalgia: new features for diagnosis.
Pain 32 (1988): 21–26.

71. *Værøy, H. [et al.]:* Altered sympathetic nervous system response in patients with fibromyalgia (fibrositis syndrome). Journal of Rheumatology 16 (1989):
1460–1465.

72. *Værøy, H., F. Nyberg, L. Terenius:* No evidence for
endorphin deficiency in fibromyalgia following investigation of cerebrospinal fluid (CSF) synorphin A
and Met-enkephalin-Arg6-Phe7. Pain 46 (1991):
139–143.

73. *Visser, T. J., S. W. J. Lambert:* Regulation of TSH
secretion and thyroid function in Cushing's disease.
Acta Endocinologica 96 (1981): 480–483.

74. *Watson, S. J., J. Maden:* Melatonin and other pineal
substances: Psychiatric and neurological implicati-
ons. In: *Usdin E., D. A. Hamburg, J. D. Barchas*
(eds.), Neuroregulators and Psychiatric Disorders.
New York: Oxford University Press, 1977, 193–200.

75. *Wurtman, R. J., J. Axelrod:* Adrenaline synthesis:
control by pituitary gland and adrenal glucocorticoids. Science 150 (1965): 1464–465.

76. *Yunus, M. B. [et al.]:* Primary fibromyalgia (fibrositis): Clinical study of 50 patients with matched normal controls. Seminars in Arthritis and Rheumatism
11 (1981): 151–171.

77. *Yunus, M. B. [et al.]:* Electron microscopic studies
of muscle biopsy in primary fibromyalgia syndrome.
A controlled and blinded study. Journal of Rheumatology 16 (1989): 97–101.

78. *Yunus, M. B. [et al.]:* Plasma and Urinary Catecholamines in Primary Fibromyalgia: A controlled Study. Journal of Rheumatology 19 (1992): 95–97.

79. *Yunus, M. B. [et al.]:* Plasma tryptophan and other
amino acids in primary fibromyalgia: a controlled
study. Journal of Rheumatology 19 (1992): 90–94.

80. *Yunus, M. B. [et al.]:* Fibromyalgia syndrome among
the elderly comparison with younger patients. Journal of American Geriatric Society 36: 987–995.

81. *Yunus, M. B.:* Psychological Factors in Fibromyalgia
Syndrome: An Overview. Journal of Musculoskeletal Pain 2 (1994): 87–91.

Topografische Beziehungen von tender points und Muskeltyp bei Fibromyalgie

U. Moorahrend

Vorbemerkung

Das einzige (semi-)objektive diagnostische Kriterium bei Fibromyalgie ist eine Zahl von Palpationspunkten mit bestimmtem Verteilungsmuster am Stamm und den Extremitäten (1; 2; 4; 7; 8; 10; 11; 12). Nicht nur, dass unterschiedliche Zuordnungskriterien von Beschwerden und Symptomen bei dieser Erkrankung existieren (1; 4; 10), es gibt auch kein einheitliches Verständnis zum Begriffsinhalt, zum Verteilungsmuster, zur Gesamtzahl und zur »Reizgröße« der tender points bei Fibromyalgie (8; 12).

Begriffsinhalte

Der Begriff »tender point« wurde erstmalig 1938 durch *Kellgren* (5) in die manuelle Medizin eingeführt. Tender points der Osteopathen sind druckdolente, angeschwollene, flächenförmige Regionen an definierten Körperstellen, sie werden in der Nähe der betroffenen Gelenke gefunden und liegen in den die Gelenke bewegenden Muskeln (Tab. 1, Abb. 1). Ihre Größe beträgt ca. 1 cm. Sie erscheinen multipel, meist paravertebral. Grundsätzlich gibt es tender points für alle Körpergelenke. Wichtigstes Merkmal ist, dass nach einem manualmedizinischen Manöver mit Erreichen einer schmerzfreien Gelenkstellung der Schmerz am tender point nachlässt und nach korrekter Therapie nicht mehr nachweisbar ist. Das therapeutische Procedere findet also immer am funktionsgestörten benachbarten Gelenk statt.

1977 führt *Hench* in seiner Arbeit »Non-articular rheumatism« die Diagnosebeschreibung

---

Tender points

- werden *in der Nähe* der betroffenen Gelenke gefunden.
- liefern Informationen über gestörte Gelenkfunktionen und daraus resultierende, schmerzhafte, reflektorische Weichteilveränderungen.
- sind druckdolente, angeschwollene, flächenförmige Regionen an definierten Körperstellen.
- liegen *in* den tieferen Muskelschichten.
- in Größe ≤ 1 cm im Durchmesser.
- erscheinen oft multipel, meist paravertebral zu finden auch auf der Ventralseite des Stammes.
- es gibt sie für alle Gelenke.
- bei Erreichen der schmerzfreien Gelenkstellung lässt Schmerz am tender point nach.
- nach korrekter Therapie sind sie *nicht mehr nachweisbar.*
  [*J. Dvorak, V. Dvorak,* in: Manuelle Medizin, 3. Auflage, 1988]

Tab. 1: Tender points der Osteopathen

A: 1 Akromioklavikulargelenke
    2 Querfortsätze HWK 7
    3 Sternoklavikulargelenke
    4 prästernal Dermatome Th 1 bis Th 6

B: 1 Querfortsätze HWK 1
    2 Dermatom Th 2
    3 Dermatom Th 3
    4 Rippen 2 bis 7
    5 Dornfortsätze Th 1 bis Th 12
    6 Querfortsätze LWK 1 bis LWK 3

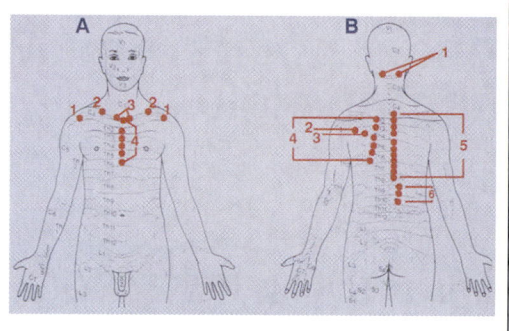

Abb. 1: Tender points der Osteopathen

»Fibromyalgiesyndrom« ein. Mit diesem neuen Begriff wird auch der Ausdruck »tender point« übernommen. (3)

1982 beschreiben *Müller* und *Schilling* die Lokalisation der tender points (Abb. 2). Vom Verständnis her unterscheiden sich diese deutlich von denen der Osteopathen. Sie liegen mehrheitlich über Knochenvorsprüngen und nur ausnahmsweise über Muskelursprüngen oder -ansätzen. Die tender points sind rein empirisch gefundene Bezugspunkte auf der Körperoberfläche, die auf definierten Druck als besonders schmerzhaft empfunden werden. Es sind dies die Processus styloidei radii, die Epikondylen der Humeri, die Tubercula humeri, die Ansätze der Adduktorenmuskulatur, der Ansatz des Pes anserinus beidseits, die Fibulaköpfchen, der mediale Winkel des Schulterblattes beidseits, die Querfortsätze der Halswirbelsäule, die Spinae iliacae posteriores superiores, die großen Trochanteren und die lateralen Malleolen (8).

Tender points (HRI)

A: 1 proc. styloideus radii
     2 Epikondylen d. humerus
     3 Tubercula humeri
     8 Ansatz der Adduktorenmuskulatur
     9 über Pes anserinus
    10 über Fibulaköpfchen

B: 4 medialer Angulus scapulae
     5 Querfortsätze der Halswirbelkörper
     6 Spina iliaca posterior superior
     7 große Trochanteren
    11 über lateralem Malleolus

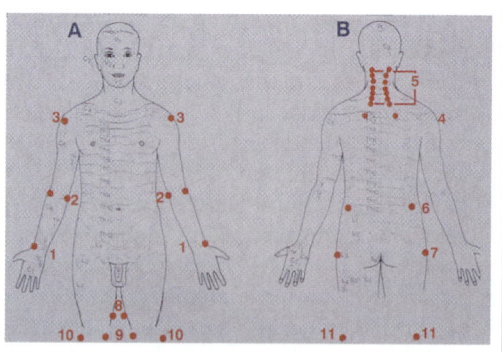

Abb. 2: »tender points« von *Müller, W.,* und *F. Schilling*

1990 veröffentlichen *Wolfe, Smythe, Yunus* und andere in »Arthritis Rheumatology« die Kriterien zur Klassifikation der Fibromyalgie (12). In dem Bericht des »Multicenter Criteria Committee« des »American College of Rheumatology« werden die tender points auch topografisch beschrieben. Trotzdem unterscheidet sich diese Mitteilung inhaltlich deutlich von denen der Osteopathen und der von *Müller* und *Schilling*.

In der Mitteilung des ACR kommt erstmals indirekt zum Ausdruck, dass die tender points im Bereich von Muskelursprüngen, -ansätzen oder -verläufen liegen. Des Weiteren wird ein zweites diagnostisches Kriterium definiert, nämlich der auszuübende Druck mit 4 kp; während *Müller* und *Schilling* in ihrer Veröffentlichung diesen Druck mit 2 kp festlegen.

Tender points – unterschiedliche Sensitivität durch unterschiedliche mechanische Drücke

Nozizeptoren (Typ-IV-Rezeptoren) sind freie, nicht oder sehr wenig myelinisierte, plexiforme Nervenendigungen. Sie finden sich sowohl in fibrösen Gelenkkapseln als auch in der quergestreiften Muskulatur. In der quergestreiften Muskulatur finden sich an weiterer Rezeptorarten Muskelspindeln, Golgi-Organe, Vater-Pacini-Körperchen und Mechanorezeptoren (Typ III). Von den Nozizeptoren wird angenommen, dass sie der Perzeption gewebsschädigender oder potenziell gewebsschädigender Reize dienen. *Mense* (6) konnte zeigen, dass Nozizeptoren in der Muskulatur keine einheitliche Rezeptorpopulation sind. Sie können teils durch mechanische, teils auch durch chemische Reize aktiviert werden. Bei Dauerkontraktion und Ischämie werden Nozizeptoren aktiviert. Andere Autoren, z.B. *Schmidt et al.* (9), fanden bei Reizung der Nozizeptoren eine permanente Erhöhung des Muskeltonus.

Je nach Funktion und Aufgabenstellung ist die Besetzung der Muskulatur mit Nozizeptoren unterschiedlich. So haben mehrgelenkige Muskeln, die in Funktion viel verletzbarer sind, eine höhere Anzahl von Nozizeptoren als nur ein Gelenk überschreitende Muskeln. Die mehrgelenkigen Muskeln, hierzu gehört auch die tiefe autochtone Rückenmuskulatur, sind zahlenmäßig mehr mit tonischen Muskelfasern besetzt. Das bedeutet, dass die Muskulatur mit der höchsten Nozizeptordichte tiefer und knochennäher liegt.

In den letzten Jahren ist zwischen Rheumatologen Europas und Nordamerikas diskutiert worden, welche mechanischen Drücke zur Aktivierung der tender points ausreichend sind. Nach physikalischen Gesetzen gilt: Je geringer ein mechanischer Druck auf einen Körper, um so geringer setzt er sich in die Tiefe fort und umgekehrt. Weiter gilt: Je dünner und elastischer die dem Druck ausgesetzte Gewebsschicht ist, um so eher wird auf einem harten Widerlager (Knochen) ein reziproker Gegendruck erzeugt, der eine Druckverstärkung macht. Das heißt, dass die tender points, die knochenansatz-/gelenknah liegen, zu Nozizeptor-Populationen gehören, die in fibrösen Gelenkkapseln oder sehr knochennah am Übergang Sehne – Periost liegen. Hingegen sollten die tender points, die auf höheren Druck (4 kp) mit Schmerz reagieren, tieferen Gewebsschichten, vornehmlich tiefen (autochtonen), mehrgelenkigen, Typ-I-Faser besetzten Muskeln zuzuordnen sein.

Was bisher nicht geklärt wurde, ist, ob die Sensitivität tiefer liegender Nozizeptoren für die Fibromyalgie krankheitsspezifischer ist als die der oberflächlichen Nozizeptoren. Vergleicht man die tender points in der Beschreibung von *Müller* und *Schilling* mit denen des ACR, findet man erstere sehr viel näher unter der Hautoberfläche liegen als jene, die durch den ACR beschrieben und als besonders sensitiv belegt wurden.

Wyke et al. (13) zeigten im Tierexperiment auf, dass die elektrische Reizschwelle für Mechanorezeptoren wesentlich niedriger liegt als für Nozizeptoren (Mechanorezeptoren zwei Volt, Nozizeptoren acht Volt). Diese Feststellung besagt, dass vor der Aktivierung eines Nozizeptors Spannungsänderungen in der fibrösen Gelenkkapsel den Mechanorezeptor aktivieren. Über die Aktivierung der Mechanorezeptoren, besonders der Typ-I- und Typ-II-Mechanorezeptoren, erfolgt eine Hemmung der Nozizeptoren der Gelenkkapseln. Dieser antagonistische Effekt spielt in den intramuskulären Nozizeptorpopulationen keine Rolle.

Diese Feststellung wäre ein Argument dafür, dass Nozizeptoren der Muskulatur auf selektiv ausgeübten Druck spezifischer ansprechen als diejenigen im Gelenkkapselbereich. Es bleibt also der weiterführenden, empirischen Forschung vorbehalten, abzuklären, ob gelenknahe Nozizeptorpopulationen krankheitsspezifischer reagieren als die intramuskulär gelegenen Nozizeptoren.

Zuordnung der tender points des ACR zur Muskulatur

In mehreren deutschsprachigen Wiedergaben der Diagnosekriterien des ACR finden sich inhaltlich entscheidende Übersetzungsfehler.

Hier seien zwei Beispiele genannt:
ACR: »Low cervical: bilateral, at the anterior aspects of the intertransversal spaces at C5–C7«. Die deutschsprachige Version heißt bei *Müller-Busch* in: Klinik, Pathophysiologie und Therapie des Fibromyalgiesyndroms, in: Der Schmerz (1994), 8: 133–145, Springer Verlag 1994: »Anteriore Querfortsätze der HWS in Höhe C5 bis C7 beidseits.«

Während die Originalarbeit die Intertransversalräume und die sich dort aufteilende Muskulatur anspricht, beschreibt die deutsche Übersetzung nur die anterioren Querfortsätze in Höhe C5 bis C7 beidseits. Dabei geht der ACR von vier tender points aus, die deutsche Übersetzung lässt den Leser an sechs tender points denken.

Als weiteres Beispiel:
ACR: »greater trochanter: bilateral, posterior to trochanteric prominence«. Dazu die deutsche Übersetzung, *Berg* und *Klein,* in: Deutsche Medizinische Wochenschrift, 119 (1994): 429–435, Georg-Thieme-Verlag Stuttgart – New York, lediglich: »Trochanter major«.

Dieses ließe sich noch weiter fortsetzen.

Tatsächlich beschreiben die ACR-Kriterien 20 tender points (Tab. 2), denen mit Ausnahme von vier Punkten sämtlich mehrere Gelenke übergreifende Muskeln zuzuordnen sind. Die Ausnahmen sind:

➡ tender point 11 und 12, »second rib: bilateral, at the second costochondral junctions, just lateral to the junctions on upper surfaces«

und

➡ tender point 15 und 16, »gluteal: bilateral, in upper outer quadrants of buttocks in anterior fold of muscle«.

Allen übrigen 16 tender points sind zweigelenkige Muskeln zuzuordnen.

tender points of ACR			
1, 2:	*occiput:*	bilateral, at the suboccipital muscle insertions	⇥ Ansätze d. mm. semispinalis capitis [2G]
3–6:	*low cervical:*	bilateral, at the anterior aspects of the intertransversal spaces at C5–C7	⇥ Ursprünge d. m. scalenus anterior (HWK 4–6) [2G]
7, 8:	*trapezius:*	bilateral, at the midpoint of the upper border	⇥ Verlauf d. m. levator scapulae [2G]
9, 10:	*supraspinatus:*	bilateral, at origins, above the scapula spine	⇥ Ansatz d. pars ascendens [2G] d. m. trapezius (trigonum spinae)
11, 12:	*second rip:*	bilateral, at the second costochondral junctions, just lateral to the junctions on upper surfaces	⇥ Ursprung d. pars sternocostalis m. pect. [1G] Ursprung d. caput sternale d. m. sternocleidomastoideus [2G] nahe Ansatz m. subclavius [1G]
13, 14:	*lateral epicondyle:*	bilateral, 2 cm distal to the epicondyles	⇥ Verlauf d. mm. extensor carpi radialis longus et brevis [2G]
15, 16:	*gluteal:*	bilateral, in upper outer quadrants of buttocks in anterior fold of muscle	⇥ Verlauf d. vorderen Anteiles d. m. gluteus medius [1G]
17, 18:	*greater trochanter:*	bilateral, posterior to trochanteric prominence	⇥ Ansätze d. m. piriformis [2G] und d. obturatorius internus
19, 20:	*knees:*	bilateral, at the medial fat pat proximal to the joint line	⇥ Nähe d. Ansatzes d. m. satorius [2G]

Tab. 2: ACR-Kriterien

Zusammenfassung

Es gibt gravierende Unterschiede im Verständnis des Begriffs »tender point«. Diese Unterschiede basieren einerseits auf einem anderen Wortverständnis bei den verschiedenen Anwendern (Osteopathen/Manualmediziner/Rheumatologen). Des Weiteren beruhen sie darauf, dass die bisherigen Beschreibungen ausschließlich als topografische Orientierungshilfen für Untersucher gedacht waren. Drittens, dass es unterschiedlichste Anordnungen von tender points gibt, die offensichtlich auch unterschiedliche Nozizeptorpopulationen, Gelenkkapsel-/Muskel-Nozizeptor ansprechen. Ein weiteres Missverständnis bei der diagnostischen Palpation ist die Meinungsverschiedenheit zur Größe des nötigen, auszuübenden mechanischen Druckes. Letzter Sachverhalt erklärt sich vielleicht durch die unterschiedliche Weichteildicke über den entsprechenden Nozizeptorregionen. Letztlich finden sich im deutschen Schrifttum scheinbar geringe, aber doch entscheidende Übersetzungsungenauigkeiten der Beschreibung der ACR tender points. Unter 16 von 20 tender points des ACR finden sich Muskelansätze bzw. Muskelverläufe von mehrere Gelenke überschreitenden Muskeln, die in ihrer Muskelfaserstruktur in der Regel mehr tonische denn phasische Muskelanteile enthalten. In diesen tonischen Typ-I-Muskelfaserbündeln ist auch eine höhere Nozizeptorendichte (Typ IV) zu finden.

Bevor die aufgezählten Ungereimtheiten und Missverständlichkeiten nicht beseitigt sind, wird die Erhebung des einzigen (semi)objektiven Diagnosekriteriums bei allen Anwendern mehr oder weniger große Schwierigkeiten bzw. Missverständlichkeiten hervorrufen.

Literatur

1. *Berg, P. A., R. Klein:* Fibromyalgie-Syndrom – Eine neuroendokrinologische Autoimmunerkrankung? Dtsch. med. Wschr. 119 (1994): 429–435.
2. *Granges, G., G. O. Littlejohn:* A comparative study of clinical signs in fibromyalgia/fibrositis syndrome, healthy and exercising subjects. J. Rheum. 1993; 344–351.
3. *Hench, P. K.:* Nonarticular rheumatism. In: *Katz, W. A.* (ed.): Rheumatic Diseases, Diagnosis and Management. Philadelphia: Lipincott, 1977.
4. *Hug, C., N. J. Gerber:* Fibromyalgiesyndrom, oft verkannte Realität. Schweiz. med. Wschr. 120/12 (1990): 395–401.
5. *Kellgren, J. H.:* Observation of referred pain arising from muscles. Clin. Sci. 3 (1938): 175.
6. *Mense, S.:* Nervous outflow from sceletal muscle following chemical noxious stimulation. J Physiol. 267 (1977): 75–88.
7. *Müller-Busch, H. C.:* Klinik, Pathophysiologie und Therapie des Fibromyalgiesyndroms. Der Schmerz 8 (1994): 133–145.
8. *Müller, W., F. Schilling:* Differenzialdiagnose rheumatischer Erkrankungen. Basel, Wiesbaden: Aesopus-Verlag, 1982, 229–244.
9. *Schmidt, R. F., K. D. Kniffki, D. Schomburg:* Der Einfluss kleinkalibriger Muskelafferenzen auf den Muskeltonus. In: *Bauer, H. J., W. P. Koella, A. Struppler:* Therapie der Spastik, München: Verlag für angew. Wissenschaften, 1981.
10. *Trinkl, W.:* Das primäre Fibromyalgiesyndrom. Med.Klinik 82 (1987): 786–790.
11. *Truckenbrodt, H., R. Häfner:* Juveniles Fibromyalgie-Syndrom. Mitteil. Selbsthilfegruppe Fibromyalgie-Syndrom, c/o Rheuma-Forum e.V. Eigenverlag Murrhardt, 1995.
12. *Wolfe, F. [et al.]:* The American College of Rheumatology 1990 Criteria for the Classification of Fibromyalgia: Report of the Multicenter Criteria Committee. Arthritis Rheum. 33 (1990): 160–172.
13. *Wyke, B. D.:* Neurology of the cervical spinal joints. Physio. therapy 65 (1979): 72.

Diagnostische Kriterien bei Fibromyalgie

J. Heisel, J. Weber, M. Baum

Vorbemerkungen

Die Fibromyalgie wird unter nosologischen Gesichtspunkten den Erkrankungen des rheumatischen Formenkreises zugeordnet, wenngleich hierfür im allgemeinen keine Hinweise für ein entzündliches rheumatisches Geschehen vorliegen.

Der Krankheitsbegriff beinhaltet eigentlich das Hauptsymptom des spontanen muskuloskelettalen Schmerzes, wobei sehr oft begleitende funktionelle und vegetative Störungen bestehen.

Pathogenetisch wird ein multifaktorielles Geschehen vermutet, bei dem auch endokrinologische, zentralnervöse und möglicherweise auch metabolische Störungen im zentralen Schmerzregulationssystem als auslösende Ursachen mit diskutiert werden.

Material und Methodik

Zur standardisierten Erfassung wichtiger diagnostischer Kriterien bei diesem bisher nicht eindeutig klassifizierbaren Krankheitsbild erfolgte in der orthopädischen Abteilung der Fachkliniken Hohenurach in Bad Urach im einjährigen Zeitraum vom 1. 7. 1994 bis 30. 6. 1995 eine prospektiv angelegte, nicht randomisierte klinische Studie. Zugrunde gelegt wurden hier die von *Müller* und *Lautenschläger* (1990; siehe Tabelle 1) aufgestellten diagnostischen Kriterien der generalisierten Tendomyopathie, wobei als obligate Kriterien spontane Schmerzen in der Muskulatur, weiterhin typische Schmerzreaktionen bei der Palpation spezieller Triggerpunkte gefordert wurden. Vegetative und funktionelle Symptome sowie anamnestische Hinweise auf psychopathologische Störungen wurden als fakultative Faktoren bewertet.

1)	Spontane Schmerzen in Muskulatur, Sehnen, Sehnenansätzen mehr als drei Monate in mehr als drei verschiedenen Körperregionen	**obligat**
2)	Schmerzreaktion bei manueller Palpation an zumindest zwölf von 24 Punkten (zwölf auf jeder Körperhälfte)	**obligat**
3)	– Vegetative und funktionelle Symptome einschließlich Schlafstörungen – Psychopathologische Störungen (Neurosen, Depression, Angstzustände) – Regelrechte Laborbefunde	**fakultativ**

Tab. 1: Diagnostische Kriterien der generalisierten Tendomyopathie *(Müller* und *Lautenschläger,* 1990)

Ergaben sich bei der klinischen Aufnahmeuntersuchung Verdachtsmomente auf das Vorliegen einer Fibromyalgie, so erfolgte durch den orthopädischen Oberarzt oder Chefarzt eine ausführliche Anamneseerhebung anhand eines vorgegebenen Fragebogens, eine erweiterte klinische Untersuchung, eine umfangreiche laborserologische Befundung sowie eine zusätzliche Röntgenabklärung der Hals- und Lendenwirbelsäule, der Schulter- und Hüftgelenke. Bezüglich der Labordiagnostik wurden Blutsenkung, Blutbild, Leber- und Nierenwerte, Blutfette, Blutzucker, Elektrolyte einschließlich Kalzium und Magnesium, die komplette Rheumaserologie sowie Eiweißbestimmung und -elektrophorese durchgeführt. Weiterhin wurden sämtliche Patienten zur eingehenden Exploration dem Klinikpsychologen vorgestellt.

Kasuistik

Im einjährigen Zeitraum vom 1. 7. 1994 bis zum 30. 6. 1995 wurden in der orthopädischen

Abteilung der Fachkliniken Hohenurach insgesamt 6717 Patienten stationär behandelt, wobei es sich bei etwas mehr als der Hälfte der Fälle um sogenannte Anschlussheilbehandlungen, im übrigen um Heilverfahren zu Lasten der Rentenversicherungsträger handelte. In 33 Fällen (0,49%) wurde seitens des aufnehmenden Arztes der Verdacht auf das Vorliegen einer Fibromyalgie geäußert; die nähere klinische Abklärung unter Beachtung der geforderten Gesichtspunkte von *Müller* und *Lautenschläger* (1990) bestätigte in 22 Fällen (0,33%) diesen Verdacht. Es handelte sich hierbei ausschließlich um Frauen; das Lebensalter zum Zeitpunkt des Erkrankungsbeginns lag meist zwischen dem 36. und 45. Lebensjahr, bei Diagnosestellung zwischen dem 46. und 60. Lebensjahr. Acht der Patienten waren zum Zeitpunkt der stationären Aufnahme arbeitsfähig, zwölf arbeitsunfähig; bei zwei Patientinnen (Hausfrauen) bestand kein Arbeitsverhältnis.

13 der betroffenen Patientinnen hatten keinen Beruf erlernt, es handelte sich hier ausschließ-

Stationär behandelte Patienten in den Fachkliniken Hohenurach (1. 7. 1994 bis 30. 6. 1995)			6717
Patienten mit zunächst auffälliger Anamnese (alles Heilverfahren, keine AHB)			33 ➡ 0,49%
Kriterien der GTM nach *Müller* und *Lautenschläger* (1990) erfüllt			22 ➡ 0,33% (Frauen: 22, Männer 0)
Lebensalter:	20–35 Jahre	36–45 Jahre	46–60 Jahre
– bei Erkrankungsbeginn	2	12	8
– bei Diagnosestellung	–	8	14
Berufliche Situation bei Aufnahme	– arbeitsfähig	8	
	– arbeitsunfähig	12	
	– Hausfrau	2	

Tab. 2:   Kasuistik I

lich um Fabrikarbeiterinnen. Bei neun Patientinnen lag ein erlernter Beruf vor, hier meist mit leichteren körperlichen Tätigkeiten. 16 der betroffenen Patientinnen waren deutscher, sechs ausländischer Nationalität.

Berufliche Qualifikation			
• Kein erlernter Beruf *(meist Fabrikarbeiterin)*	13	• erlernter Beruf	9
		Verwaltungsangestellte	2
		Lohnbuchhalterin	2
		Sekretärin	1
		Schneiderin	2
		Köchin	1
		Raumausstatterin	1
Nationalität	16	• Ausländerin	6
		Türkin *(29 Jahre BRD)*	
• Deutsche		*Rumänin* *(6 Jahre BRD)*	
		Rumänin *(8 Jahre BRD)*	
		Kroatin *(28 Jahre BRD)*	
		Kroatin *(23 Jahre BRD)*	
		Italienerin *(27 Jahre BRD)*	

Tab. 3: Kasuistik II

Spezielle anamnestische Kriterien

Nur in einem Fall war die Diagnose einer Fibromyalgie auswärts gestellt worden, die übrigen 21 Patientinnen kamen mit drei bis fünf unterschiedlichen Einweisungsdiagnosen, meist dem eines »Wirbelsäulensyndromes« zur stationären Aufnahme.

Vom Erkrankungsbeginn bis zur endgültigen Diagnosestellung waren im Durchschnitt 5,8 Jahre vergangen; in diesem Zeitraum erfolgte durch alle Patienten ein »doctor-hopping«, vor allem bei Orthopäden, Neurologen, Gynäkologen und Internisten. Acht Patientinnen waren auf Grund der angegebenen Beschwerden voroperiert.

Fibromyalgie	
Übrige Diagnosen	1
(drei bis fünf Nennungen pro Patientin)	
– Wirbelsäulensyndrom	
– LWS-Syndrom	8
– HWS-Syndrom	11
– Psychovegetative Erschöpfung	11
– Psychische Überlagerung	1
– Multiple Arthralgien	1
– Funktionelle vegetative Beschwerden	3
	4
– Depression	5
– Beginnende Arthrose	4
– Osteoporose	2
– u. a. m.	

Tab. 4: Einweisungsdiagnosen (n = 22)

Bei 14 Patienten war der Schmerzbeginn monolokulär im Halswirbelsäulenbereich, bei einigen Fällen auch im Lendenwirbelsäulenbereich. Ein multilokulärer Schmerzbeginn wurde nur in Ausnahmefällen geäußert. Typisch war immer die Schmerzverstärkung durch statische und stereotype Bewegungsmuster.

Klinische Untersuchungsbefunde

Bei der Erfassung der bekannten Tenderpunkte standen die Linea nuchae, die Symphyse sowie der Pes anserinus, aber auch die ventralen Schulterpartien deutlich im Vordergrund (siehe Tabelle 6). Nahezu die Hälfte der Patienten hatte 22 oder gar 24 druckdolente Punkte.

Bezüglich der von *Müller* und *Lautenschläger* (1990) angegebenen fakultativen Zusatzkriterien wurde in unserem Krankengut in sämtlichen Fällen von einer schnellen Ermüdbarkeit, polytopen Schmerzbildern sowie Wetterfühligkeit berichtet. Weiterhin sehr häufig angetroffen wurden Schlafstörungen, Kopf- und Nackenschmerzen, mangelnde Stresstoleranz, unbestimmte Angstzustände u. a. m.

➡ Rektoskopie	1
➡ Hysterektomie	3
➡ Arthroskopie	2
➡ Nukleotomie	1
➡ Supinatorlogendekompression	1

Tab. 5: Operative Eingriffe (n = 22)

Druckschmerzhafte Punkte	Anzahl der Patienten (n = 22)	
	Rechts:	Links:
Masseter	10	13
Tuberculum majus	18	20
2. Rippe ventral	18	17
Radialer Humerusepikondylus	19	18
Tabatière	13	14
Linea nuchae	20	17
Musculus trapezius	19	22
Christa iliaca	14	16
Spina iliaca dors. sup.	13	15
Trochanter major	18	18
Symphyse	22	
Pes anserinus	21	19
Malleolus medialis	16	17

Gesamtzahl druckschmerzhafter Punkte		Gesamtzahl Patienten
12	➡	3 Patienten
14	➡	1 Patient
15	➡	2 Patienten
16	➡	4 Patienten
17	➡	1 Patient
19	➡	1 Patient
22	➡	5 Patienten
24	➡	5 Patienten

Tab. 6: Erfassung der Tenderpunkte

Psychovegetative und funktionelle Befunde	Anzahl der Patienten (n = 22)
• schnelle Ermüdbarkeit	22
• polytope Schmerzen	22
• Wetterfühligkeit	22
• allgemeine Schwäche (Leistungsabfall)	21
• Schlafstörungen	21
• Kopf- (und Nacken-) Schmerzen	21
• mangelhafte Stresstoleranz	21
• unbestimmte Angstzustände	19
• Kribbelparästhesien der Hände	18
• subjektiv: Fingerschwellung	18
• Konzentrationsstörungen	17
• Colon irritabile	16
• Globusgefühl	16
• Orthostaseneigung	16
• Herzjagen/Herzstechen	14
• Dysmenorrhoe	11
• Akrenkälte	11
• Hyperhidrosis	11

Tab. 7: Zusatzkriterien

Laborbefunde

Die erweiterte Rheumaserologie war bei allen Patientinnen völlig unauffällig. In Einzelfällen fanden sich unspezifische leichtere Erhöhungen der Leberwerte, teilweise auch der Blutfettwerte. Bei zwei Patientinnen war der Magnesiumspiegel deutlich erniedrigt (siehe Tabelle 8).

Auffällige Labordiagnostik		Anzahl der Patienten (n = 22)
GPT	leicht erhöht	3
Gamma-GT	leicht erhöht	7
Harnsäure	oberer Normbereich	2
Cholesterin	erhöht (bis 300)	7
Triglyceride	erhöht (bis 300)	3
Blutzucker	erhöht	1
Magnesium	erniedrigt	2

sonst immer unauffällig

Tab. 8: Rheumaseriologie

Röntgenologische Befunde

Auffällige Befunde im Bereich der Halswirbelsäule ergaben sich bei fünf Patienten, hier viermal mit nur leichten degenerativen Veränderungen ohne Übersteigen der Altersnorm. Bei fünf Patienten wurden auffällige Lendenwirbelsäulenbefunde vorgefunden, dreimal leichtere degenerative Veränderungen, zweimal Assimilationsstörungen. Bei drei Patientinnen fanden sich initiale degenerative Veränderungen der Hüftgelenke. Die Röntgenaufnahmen der Schultergelenke waren immer unauffällig.

Auffällige Röntgendiagnostik	Anzahl der Patienten (n = 22)
HWS	Gesamt: 5
– *leichte degenerative Veränderungen*	4
– *deutliche degenerative Veränderungen*	1
LWS	Gesamt: 5
– *leichte degenerative Veränderungen*	3
– *Assimilationsstörung*	2
Hüftübersicht	Gesamt: 3
– *initiale degenerative Veränderungen*	3
Schultergelenke	

Tab. 9:   Röntgendiagnostik

Psychologische Diagnostik

Die eingehende klinisch-psychologische Befunderhebung der 22 Patienten erbrachte jeweils eine depressive Grundstimmung. Zwar waren alle Betroffenen in der Regel bemüht, diese Emotionen und negativen Kognitionen zunächst nicht offen hervortreten zu lassen; in empathischen, vertrauensbildenden Gesprächen traten die *depressiven Komponenten* jedoch neben den zunächst beschriebenen subjektiven Schmerzempfindungen deutlich hervor. 16mal bestand nach chronischem Krankheitsverlauf eine fest etablierte Niedergeschlagenheit, 12mal gepaart mit dem Gefühl der Hilflosigkeit und des Kontrollverlustes der Krankheit gegenüber. Diese Patienten beschrieben sich selbst als nicht mehr ausreichend kompetent, die eigene Gesundheit bzw. Krankheit trotz aller Beschwerden noch selbst steuern zu können. Die psychologisch sehr wichtige Komponente der Zuversicht war durch die langjährige Erkrankung aufgebraucht.

Die Fähigkeit zum Selbstmanagement wurde noch zusätzlich beeinträchtigt durch *chronifizierte psychovegetative Störungen*, hier in erster Linie Schlafstörungen, innere Unruhe und erhöhte Anspannung bei gleichzeitig bestehender verminderter Leistungsfähigkeit und Stressintoleranz in Verbindung mit oft diffusen unbestimmten Angstzuständen, vor allem im Hinblick auf die eigene Zukunftsperspektive. Diese Symptomatiken bzw. Störungen waren zumindest genauso ausgeprägt und eigenständig wie die erlebte Schmerzsymptomatik.

Im Laufe der ausführlichen klinisch-psychologischen Exploration des Krankheitsverlaufes und der sich hieraus entwickelnden psychosozialen Probleme zeigten sich bei der Hälfte der untersuchten Patientinnen Einstellungs- und Verhaltenstendenzen sowie eine Persönlichkeitsentwicklung, die zur Entstehung und Aufrechterhaltung der Erkrankung beitragen mögen. Hier war insbesondere die Tendenz zu angepasstem Verhalten bei gleichzeitig hohem Leistungs- und Erfüllungsanspruch zu nennen, pathologisch wirksam vor allem dann, wenn kompensatorische soziale Kompetenzen (Selbstbehauptung, »nein« sagen zu können etc.) fehlten. Bei elf Patienten wurde ein betonter Hang zum Perfektionismus bzw. umgekehrt eine Angst vor eigenen Fehlern beschrieben, einmündend in einen überhöhten Anspruch an die Erfüllung der jeweiligen sozialen Rollen (»Fehlervermeidung«), ohne dass notwendigerweise immer ein sozialer Druck von außen im Sinne sozialer Erwartungen bestanden hätte. Bei zehn Patientinnen bestand ein ausgeprägter Gerechtigkeitssinn mit mangelnder Flexibilität in sozialen Beziehungen und übergroßer Fixation an soziale Normen. Die betroffenen Patientinnen übertrugen oft eigene interne Ansprüche an korrektes, subjektiv gerichtetes Verhalten auf ihre Mitmenschen und waren nicht selten schnell enttäuscht und auch gekränkt ob der erlebten interessengeleiteten Verhaltensweisen der sozialen Bezugsperson. So erlebten sie sich dann oft als ausgenutzt oder ausgegrenzt, waren aber nicht in der Lage, dies zu ihren überhöhten inneren Maßstäben in Verbindung zu setzen oder Gefühle von Ärger und Aggression angemessen zu äußern. Als Konsequenz dieser psychologischen Störungen und Auffälligkeiten des Persönlichkeitsprofils, d.h. der gelernten Einstellungen und Verhaltensweisen, war bei allen Patientinnen in unterschiedlicher Ausprägung eine Überforderung im familiären, beruflichen und sozialen

Psychologische Diagnostik	Anzahl der Patienten (n = 22)
Depressive Grundstimmung	22
– *Niedergeschlagenheit*	16
– *Hilflosigkeit/Kontrollverlust*	12
Psychovegetative Störungen	21
– *Schlafstörungen*	21
– *innere Unruhe*	16
– *erhöhte Anspannung*	17
– *Stressintoleranz*	21
– *unbestimmte Angstzustände*	19
Auffälliges Persönlichkeitsprofil	22
– *Tendenz zu angepasstem Verhalten* hoher Leistungsanspruch (bei relativ geringer Selbstbehauptung); »kann nicht nein sagen«	12
– *Hang zum Perfektionismus* überhöhter Anspruch an die Erfüllung der sozialen Rollen; »Fehlervermeidung«	11
– *Ausgeprägter Gerechtigkeitssinn* übergroße Fixation an sozialen Normen	10
Besonders kritische negative Lebensereignisse (life event)	11
– *Tod eines nahen Verwandten*	3
– *ungewollte Scheidung*	4
– *Verlust des Arbeitsplatzes*	2

Tab. 10: Psychologische Diagnostik

Lebensbereich festzustellen. Dies führte nicht nur wegen der als Handicap erlebten Schmerzzustände, sondern auch auf Grund psychologischer Mechanismen zum Rückzug aus sozialen Bezügen und zu einer Tendenz zur Isolation und Vereinsamung.

Besonders betroffen und in ihrer psychischen Befindlichkeit erheblich gestört wurden diejenigen Patientinnen erlebt, bei denen zusätzlich neben den oben beschriebenen Symptomatiken ein besonders *kritisches negatives Lebensereignis* (life event) explorierbar war. Hierzu zählten vor allem der Tod eines nahen Verwandten (dreimal), eine ungewollte Scheidung oder Trennung (viermal) sowie schließlich auch der Verlust eines subjektiv als sehr bedeutsam erlebten Arbeitsplatzes mit anschließender längerer Arbeitslosigkeit (zweimal). Bei diesen Patientinnen entstand in den Gesprächen der Eindruck, dass sie ganz besonders unter diesen Ereignissen litten und in der Folge durch die defizitäre Bewältigung dieser Einschnitte eine deutliche Verschlechterung des Gesundheitszustandes erlebten. Hier war nicht nur der klar identifizierbare zeitliche Zusammenhang mit einer Verschlechterung des Gesundheitszustandes feststellbar, sondern auch ein innerer psychodynamischer Prozess wirksam.

Schlussfolgerungen

Im Hinblick auf unsere prospektiv angelegte Studie mit insgesamt 22 Patientinnen mit typischer Symptomatik einer Fibromyalgie werden die von *Müller* und *Lautenschläger* (1990) aufgestellten klinisch-diagnostischen Kriterien weitgehend bestätigt. Alle Patientinnen klagten über eine multiple Schmerzbeteiligung der Haltungs- und Bewegungsorgane. Die unsererseits vorgefundenen sozialen Angaben (häufige unterdurchschnittliche Begabung im Hinblick auf die Berufswahl; größerer Ausländeranteil) sind eher dem besonderen Spektrum der Fachkliniken Hohenurach mit selektiertem Patientengut zuzuschreiben.

Bezüglich der erfolgten Behandlungsstrategien werden die Ausführungen anderer Autoren bestätigt. Lediglich milde detonisierende Maßnahmen wurden toleriert und erbrachten einen, wenngleich insgesamt meist nur geringen Therapieerfolg. Belastendere Maßnahmen (Trainingstherapie, krankengymnastische Einzelbehandlung u. ä.) wurden weit weniger gut toleriert.

Die erweiterte labordiagnostische Abklärung zeigte keine Auffälligkeiten, die eine Einordnung des Krankheitsbildes in den rheumatologischen Formenkreis hätte rechtfertigen können. Die röntgenologischen Befunde belegten insgesamt eher altersunterdurchschnittliche degenerative Aufbrauchserscheinungen.

Besonders auffällig war die psychopathologische Situation unseres Krankengutes mit in allen Fällen lange Zeit bestehender psychosozialer Dauerbelastung. Auffällig war auch der hohe Anteil an Patientinnen mit Auslösung der subjektiv vorgebrachten Beschwerdesymptomatik besonders zum Zeitpunkt kritischer Lebensereignisse. Unter diesem Gesichtspunkt erscheint gerade der Hinweis auf eine psychologische Mitbetreuung dieser problematischen Patienten im Zuge der Krankheitsbewältigung von grundlegender Bedeutung.

Literatur

1. *Berg, P. A., R. Klein:* Fibromyalgie-Syndrom. Eine neuroendokrinologische Autoimmunerkrankung? DMW 199 (1994): 429–435.
2. *Brückle, W.:* Die generalisierte Tendomyopathie. Fortschr. Med. 110 (1992): 251–257.
3. *Brückle, W., J. Lautenschläger:* Die Therapie der generalisierten Tendomyopathie (Fibromyalgie-Syndrom). Akt. Rheumatol. 20 (1995): 13–19.
4. *Campbell, S. M. [et al.]:* Clinical Characteristics of Fibrositis. Arthr. and Rheum. 26 (1983): 817–824.
5. *Dailey, P. A. [et al.]:* Psychological stress and the Fibrotis-/Fibromyalgia Syndrome. J. Rheumatol. 17 (1990): 1380–1385.
6. *Ewig, S.:* Das chronische Müdigkeitssyndrom. DMW 118 (1993): 1373–1380.
7. *Fassbender, H. G., K. D. Martens:* Kritische Überlegungen zur Pathogenese des »Weichteilrheumatismus« (Fibromyalgie) und ihre therapeutischen Konsequenzen. Z. Orthop. 130 (1992): 99–103.
8. *Jacobsen, S., B. Danneskiold-Samsoe:* Isometric and Isokinetic Muscle Strength in Patients with Fibrositis-Syndrome. Scand. I. Rheumatol. 16 (1987): 61–65.
9. *Lautenschläger, J., [et al.]:* Lokalisierte Druckschmerzen in der Diagnose der generalisierten Tendomyopathie (Fibromyalgie). Z. Rheumatol. 48 (1989): 132–138.
10. *Lautenschläger, J., W. Brückle, H. Zeidler:* Klinische und technische Untersuchungsverfahren bei der generalisierten Tendomyopathie (Fibromyalgie-Syndrom). Akt. Rheumatol. 20 (1995): 4–12.
11. *Leichner-Hennig, R., G. W. Vetter:* Zur Beziehung von schmerzhaften und psychischen Merkmalen bei Patienten mit Fibrositissyndrom und Patienten mit rheumatoider Arthritis. Z. Rheumatol. 45 (1986): 139–145.
12. *Müller, W., J. Lautenschläger:* Die generalisierte Tendomyopathie (GTM). Teil I: Klinik, Verlauf und Differenzialdiagnose. Z. Rheumatol. 49 (1990): 11–21.
13. *Müller, W., J. Lautenschläger:* Die generalisierte Tendomyopathie (GTM). Teil II: Pathogenese und Therapie. Z. Rheumatol. 49 (1990): 22–29.
14. *Samborski, W. [et al.]:* Vergleichende Untersuchungen über das Vorkommen vegetativer und funktioneller Beschwerden bei Lumbalgien und generalisierten Tendomyopathien. Z. Rheumatol. 50 (1991): 378–381.
15. *Schnur, S.:* Das primäre Fibromyalgiesyndrom – eine Diagnosestatistik aus der primär-ärztlichen Praxis. Z. Rheumatol. 51 (1992): 115–120.
16. *Schnur, S.:* Die generalisierte Tendomyopathie – in der Praxis oft verkannt. Fortschr. Med. 110 (1992): 259.
17. *Ströbel, G., A. Köhler:* Diagnostische Kriterien der generalisierten Tendomyopathie (Fibromyalgie). Teil 1: Validierung der anamnestischen Angaben. Präv.-Rehab. 7 (1995): 188–192.
18. *Tunks, E. [et al.]:* Tender points in fibromyalgia. Pain 34 (1988): 11–19.
19. *Wolffe, F. [et al.]:* Psychological Status in Primary Fibrositis and Fibrositis Associated with Rheumatoid Arthritis. J. Rheumatol. 11 (1984): 500–506.
20. *Wolffe, F.:* Fibrositis, Fibromyalgia and Musculoskeletal Disease: The Current Status of the Fibrositis Syndrome. Arch. Phys. Med. Rehabil. 69 (1988): 527–531.

Psychosomatische Generatoren – Therapiekonzepte

Muskeltestung unter Oberflächen-EMG-Ableitung – eine Möglichkeit zur Indikationsstellung und Verlaufsevaluation eines Muskeltrainings

W. Schupp

Neben schmerzhaften Tenderpunkten und Störungen im Schlafrhythmus sind vorzeitige muskuläre Erschöpfbarkeit Kardinalsymptome der Fibromyalgie (22, 23). Es konnte mehrfach nachgewiesen werden, dass Fibromyalgie-Patienten unter verschiedenen experimentellen Bedingungen, isokinetisch oder isometrisch, konzentrisch oder exzentrisch, bei maximaler Willkürinnervation deutlich niedrigere Muskelkraftwerte hervorbringen als vergleichbare Gesunde (13, 17, 2). Mit der Methode der zusätzlichen transkutanen elektrischen Muskelstimulation unter Willkürinnervation konnte gezeigt werden, dass Fibromyalgie-Patienten bei Willkürinnervation nicht das gesamte motorische Potenzial eines bestimmten Muskels nutzen oder nutzen können (17, 12). Sie sind aber in der Lage, unter EMG-Ableitung ein normales und volles Interferenzmuster zu produzieren (24). Dies kann allerdings schon bei submaximalem Kraftaufwand gesehen werden, wenn vorwiegend schwächere und damit niedrig amplitudigere motorische Einheiten rekrutiert werden (5). Die höher amplitudigen und damit kraftvollen motorischen Einheiten gehören fast nur zu Typ-II-Muskelfasern mit den Untertypen FF – fast fatigue und FR – fast resistent. Diesen Typ-II-Muskelfasern ist gemeinsam, dass sie während der Kontraktion nur durch die anaerobe Glykolyse Energie gewinnen können und im wesentlichen ihr Energiereservat an ATP in den Kontraktionspausen durch die oxidative Verstoffwechselung der bei der anaeroben Glykolyse angefallenen Zwischenprodukte (Laktat und Brenztraubensäure) wie-

der auffüllen. Sie sind daher zum Erhalt ihrer normalen Funktion auf regelmäßige »Arbeitspausen« angewiesen. Werden diese nicht gewährleistet, so werden sie nicht nur im übertragenen Sinne, sondern auch biochemisch sauer. Die pH-Verschiebung im Zellinneren kann dann auch zu einer elektromechanischen Entkoppelung an der motorischen Endplatte führen (25,4). Erniedrigte Level an energiereichen Phosphaten wurden experimentell auch einmal in schmerzenden Muskeln von Fibromyalgie-Patienten nachgewiesen (3). Wie *Pongratz* (19) darstellte, fand er bei seinen Untersuchungen eine relative Hypertrofie von Typ-I-Fasern und eine relative Atrofie bei Typ-II-Einheiten. Die neurophysiologischen Mechanismen für ein kontrolliertes Ein- und Abschalten bei entsprechenden motorischen Einheiten zu ihrem eigenen Schutz, was häufig mit dem Begriff der »intramuskulären Koordination« beschrieben wird, liegen vorwiegend auf spinalem Niveau und werden durch zentralnervöse Einflüsse moduliert. Involviert sind hierbei Muskelspindel- und Golgi-Sehnenspindel-Afferenzen und die rekurrierende Renshaw-Hemmung.

Das Schaubild (Abbildung 1) soll diese Mechanismen veranschaulichen. Es soll am einfachen Beispiel einer konzentrischen Kontraktion eines gesamten Muskels dargestellt werden. Die Kontraktionswelle startet mit der Kontraktion einzelner motorischer Einheiten an einem Ende des Muskelbauches. Durch diese Kontraktion werden benachbarte Muskelspindeln gedehnt, die über den normalen

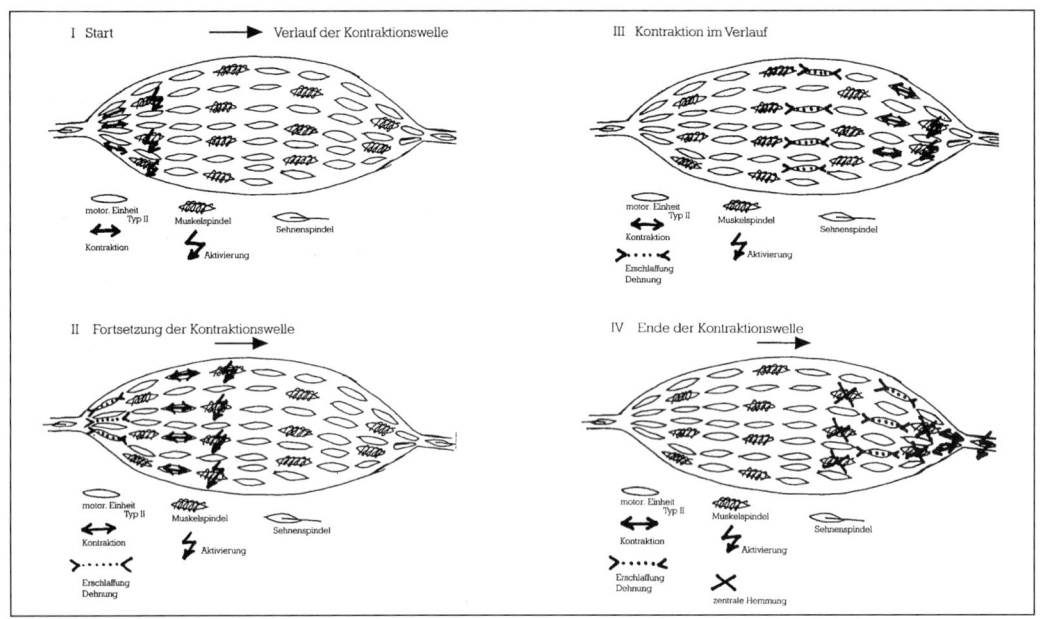

Abb. 1:   Schematische Darstellung der neurophysiologischen Mechanismen, die auf spinaler Ebene den Ablauf einer Muskelkontraktion steuern. Es beginnt mit einer Aktivierung motorischer Einheiten, die benachbarte Muskelspindeln aktivieren. Über den Muskelspindel-Reflexbogen werden dann weitere benachbarte motorische Einheiten aktiviert, während die voraktivierten Einheiten erschlaffen können. So setzt sich die Kontraktionswelle über den Muskel fort. Am Ende der Kontraktionswelle müssen dann die Sehnenspindeln aktiviert werden, die über den entsprechenden spinalen Reflexbogen dann die Aktivierbarkeit von Muskelspindeln und motorischen Einheiten desselben Muskels hemmen.

Muskeldehnungsreflex benachbarte motorische Einheiten aktivieren. Die zuvor aktiven motorischen Einheiten können über die rekurrierende Renshaw-Hemmung, die mit dem Transmitter GABA arbeitet, wieder abgeschaltet werden. Damit die Kontraktionswelle am anderen Ende des Muskels nicht umschlägt oder sich zu einem Klonus aufschaukelt, muss der gesamte Motoneuronen-Pool über den Sehnenspindel-Reflex in seiner Aktivierbarkeit gedrosselt werden. Die zentrale Kontrolle über diese Bewegungsabläufe geschieht über Bahnung oder Hemmung der spinalen Reflexmuster (25, 4). Störungen in diesem komplexen Wechselspiel zwischen spinalen Reflexen und zentralnervöser Modulation werden als Ursache für die bei Fibromyalgie-Patienten zu beobachtende Muskelschwäche und vorzeitige muskuläre Erschöpfbarkeit diskutiert (6). Genaueres ist aber hierzu noch

nicht bekannt. Ein Zusammenhang zwischen Muskelrelaxationszeiten und intramuskulärem ATP-Level ist jedoch bei anderen Krankheitsbildern schon nachgewiesen worden (21). Andererseits scheint auch Mindergebrauch oder Immobilisierung die Ökonomie der Muskulatur bzgl. Kraftaufwand und Sauerstoffverbrauch zu verschlechtern (11, 9) oder das intramuskuläre Verhältnis der Fasertypen zueinander verändern (19). Damit würde sich ein Teufelskreis schließen. Schmerz- und Muskelschwäche führen bei der Fibromyalgie zu vermindertem Gebrauch und Training der Muskulatur, vor allem kraftvoller Typ-II-Fasern, was wiederum die Ökonomie der Muskelarbeit verschlechtert und so eher biochemische Übersäuerung und ultrastrukturelle Überlastungsschäden provozieren kann. Solche Veränderungen sind jedoch Stimuli, welche die im myofaszikulären Bindegewebe reichlich vorhandenen multimodalen Nozizeptoren und freie Nervenendigungen aktivieren können. Damit tritt Muskelschmerz auf, der tonische Typ-I-Fasern reflektorisch aktivieren und Typ-II-Einheiten blockieren kann (15). Schmerz, Muskeltonuszunahme und Kraftverlust zwingen dann zur weiteren Schonung und zum Nichtgebrauch der Muskulatur.

Diese Zusammenhänge wurden so ausführlich dargestellt, da diese Mechanismen beachtet werden müssen, wenn man Fibromyalgie-Patienten ein motorisches Ausdauertraining empfiehlt. Ziel eines solchen motorischen Trainings muss sein, die muskuläre Ökonomie in Bezug auf Kraftentfaltung, Ausdauer und Energieverbrauch zu verbessern. Andererseits muss bei diesem Training das Auftreten von Schmerz- oder muskulären Überlastungs- oder Erschöpfungssyndromen soweit wie möglich verhindert werden. Bisher gibt es in der medizinischen und physiotherapeutischen Literatur kaum Empfehlungen, anhand welcher Parameter die Belastbarkeit für ein Muskeltraining bei Fibromyalgie-Patienten beurteilt werden kann. Gerade auf Grund der häufig in der Literatur beschriebenen Persönlichkeitsprofile der Patientinnen mit einerseits Neigung zu Überperfektionismus und aggressiver Selbstüberforderung, andererseits zu Antriebsarmut und Depressivität (8) ist es für Arzt und Physiotherapeut oft nicht leicht, günstige Trainingsbedingungen für eine Patientin zu formulieren. Eine Orientierung an objektivierbaren Parametern wäre daher wünschenswert. Wiederholte Messungen von CK und Myoglobin, wie sie bei Patienten mit neuromuskulären Erkrankungen zur Trainingskontrolle durchgeführt werden (18), allerdings auch nur eine retrospektive Wertung zulassen, liefern bei Fibromyalgie-Patienten keine Hinweise. EMG-Biofeedback-Ansätze sind vereinzelt in der Literatur zu Fibromyalgie beschrieben (7).

(Abbildung bei Drucklegung leider nicht verfügbar.)

Seit Jahren haben wir systematische Erfahrungen mit Krankengymnastik unter EMG-Biofeedback-Bedingungen bei peripher-neurogenen Läsionen und bei neuromuskulären Erkrankungen gesammelt (10). Diese Erfahrungen haben wir auch in letzter Zeit vermehrt bei Patienten umgesetzt, die unter einem Symptomenkomplex litten, der mit Muskelschmerzen und Muskelschwäche einherging. Bezüglich der Ätiopathogenese dieses Syndroms ist die behandelte Patientengruppe heterogen.

Zur Abklärung der Indikation für ein Muskelausdauer- und -aufbautraining führen wir eine halbstandardisierte Muskelfunktionsdiagnostik unter Oberflächen-EMG-Ableitung durch. Untersucht werden gut ableitbare, klinisch betroffene Muskelgruppen, deren Funktionsdefizit für den Patienten ein Handicap in Alltag und/oder Beruf bedingt. Der Patient wird angehalten, diese Muskelgruppe maximal konzentrisch (ggf. auch isometrisch) zu kontrahieren. Das dabei erzeugte Roh-EMG-Signal wird mittels eines konventionellen EMG-Untersuchungsgerätes festgehalten (Einstellung wie bei Prüfung der Interferenzkurve bei maximaler Willkürinnervation im Nadel-EMG). Aus diesem Roh-EMG-Signal kann ein Score errechnet werden, der zu Amplitude und Dichte der Interferenzkurve proportional ist (24).

Gemäß den Regeln der Trainingsbehandlung wird der Patient dann angehalten, die Kontraktion mehrmals zu wiederholen (je nach Muskelgruppe 10- bis 15mal). Während dieser Wiederholungen wird vom Untersucher am Bildschirm beobachtet, ob und wie die Amplitude und/oder die Dichte des EMG-Signals abnehmen. Das EMG-Signal bei der letzten Wiederholung der Serie wird ebenfalls festgehalten und ggf. der Score errechnet. Nach zwei bis drei Minuten Erholungspause wird nochmals eine maximale Kontraktion unter EMG-Biofeedback-Bedingungen durchgeführt und festgehalten, um die Erholungsfähigkeit des Systems zu beurteilen.

Um die geschädigte Muskulatur vor Überforderung zu schützen, gilt als Abbruchkriterium während einer Untersuchungsserie, wenn die initiale Amplitude oder Dichte der Interferenzkurve um mehr als 50% abnimmt. Auch dann wird nach drei Minuten die Erholungsfähigkeit geprüft, ggf. wird dies nach weiteren zeitlichen Abständen wiederholt.

Beurteilungskriterien

Bei Fibromyalgie-Patienten ist im Rahmen dieses Untersuchungsganges besonders darauf zu achten, wie schnell sich im Laufe der Wiederholungen die Parameter Amplitude und Dichte des EMG-Signals verändern und ob und nach wieviel Wiederholungen Schmerz auftritt oder sich verstärkt. Wichtig sind auch die Messungen zum Verlauf der Erholungsphase, insbesondere, wann das Ausgangsniveau wieder erreicht ist.

Die semiquantitive Auswertung und Beurteilung des Untersuchungsganges stützt sich insbesondere auf folgende Parameter:

1. Können auf Grund des o. g. Abbruchkriteriums weniger als die Standardwiederholungsrate (meist zehn bis 15 Wiederholungen) durchgeführt werden?
2. Fällt der Score von der ersten bis zur letzten Kontraktion im Rahmen der Wiederholungsserie auf 50% und weniger und erholt sich die Muskulatur während einer kurzen Belastungspause von ca. zwei bis drei Minuten davon (Wiederanstieg von Amplitude und/oder Dichte der Interferenzkurve)?
3. Tritt während oder nach der Standardwiederholungsrate im untersuchten Muskel Schmerz oder Schmerzzunahme auf und wie lange bleibt dies in der Belastungspause bestehen?

Die Untersuchungsserie und Beurteilung kann prinzipiell auch an einem Muskel während einer Übung an einem Sequenzgerät im Rahmen der medizinischen Trainingstherapie durchge-

führt werden, oder es kann eine Untersuchungsserie vor und nach einer definierten muskulären Beanspruchung, z.B. eine halbe Stunde Joggen oder Radfahren, vorgenommen werden.

Diskussion der Methode

In der vorgestellten Untersuchungsmethode sehen wir ein auch in der Praxis ohne großen Aufwand durchführbares Screening-Verfahren, das prädiktive Aussagen über Chancen und Möglichkeiten einer muskelaufbauenden krankengymnastischen Übungstherapie bei einem bestimmten Patienten mit Fibromyalgie erlaubt. Es gestattet zudem semiquantitative Aussagen zu Trainingsbedingungen für die untersuchte Muskelgruppe. In gewissem Umfang kann auch eine extrapolative Übertragung auf andere Muskelgruppen oder die Gesamtmuskulatur vorgenommen werden, z.B. für ein Sequenztrainingsprogramm im Rahmen einer medizinischen Trainingstherapie. Zeitaufwändig ist allerdings die exakte Ermittlung des Scores nach dem genannten Verfahren (24). Dies ist aber nur für exakte wissenschaftliche Fragestellungen notwendig, in der klinischen Routine genügt die semiquantitative visuelle Auswertung. Allerdings wird dringend davon abgeraten, nur integrierte EMG-Summen-Signale zur Testung und Beurteilung heranzuziehen. Denn die im EMG-Rohsignal enthaltene Information über Potenziale einzelner motorischer Einheiten, ihre Amplitude und Dichte geht beim Summationsprozess verloren, außerdem ist die Artefakterkennung deutlich vermindert. Die Auswertung erfordert dann allerdings einen in der EMG-Diagnostik Geübten. Krankengymnasten können hierzu herangebildet werden.

Tritt unter der muskulären Belastung nur ein geringerer Abfall von Amplitude und/oder Dichte der Interferenzkurve auf oder erholt sich die Muskulatur hiervon sehr rasch wieder und läuft alles ohne Schmerz ab, so können die während der Testung durchgeführten Wiederholungsraten und Pausenzeiten gleichzeitig erste systematische Trainingsbedingungen darstellen. Bei manchen Patienten sehen wir sogar, dass unter diesen halbstandardisierten Verfahren mit zunehmender Wiederholung Amplitude und/oder Dichte der Interferenzkurve zunehmen. Wir interpretieren dies als Zeichen für einen verstärkten kortikalen Input in die gemeinsame Endstrecke, z.B. durch Hinlenkung der Aufmerksamkeit. Diese Beobachtung deckt sich sehr gut mit den Befunden einer initial submaximalen Innervationskraft bei Fibromyalgie-Patienten.

Nach einer gewissen Trainingszeit, in der Regel zwei bis vier Wochen, sollte die vorgenannte Untersuchung erneut durchgeführt werden, um Trainingseffekte nachzuweisen und neue trainingsphysiologische Sollwerte vorzugeben.

Dem Patienten bietet diese unmittelbare Rückmeldung über seine muskuläre Belastbarkeit eine große Hilfe im Umgang mit seiner eingeschränkten muskulären Leistungsfähigkeit. Erkrankten, die zu einer ständigen Überforderung ihrer geschädigten Muskulatur neigen, kann mit diesem Verfahren die Beanspruchung der betroffenen Muskulatur vor Augen geführt werden. Der zu sehende und zu hörende rasche Ausfall motorischer Einheiten unter Belastung bietet unserer Erfahrung nach oft den Einstieg zu einem ersten Gespräch im Hinblick auf einen angemessenen Umgang mit der Beeinträchtigung. Andererseits kann eine registrierbare Zunahme unter aktivem Training bei ängstlichen oder sich schonenden Patienten helfen, ihnen den Nutzen eines muskulären Trainings, sei es im Rahmen von Alltagsaktivitäten oder von gezielter Übungsbehandlung, nahe zu bringen.

Eine Weiterentwicklung dieser biofeedbackgestützten Trainingsansätze sehen wir in der polymyografischen Ableitung mehrerer Muskelgruppen während eines entsprechenden Übungsprogramms. Neben den Parametern der intramuskulären Koordination (»Amplitude und Dichte der Interferenzkurve« und ihre Veränderung) können hier auch Aspekte der »intermuskulären Koordination« erfasst und beurteilt werden. Dazu müssen allerdings agonistische und antagonistische Muskelgruppen und -ketten gleichzeitig abgeleitet werden. Auf dem Display des Auswerteprogrammes werden auf Grund der übereinander angeordneten Aktivitätskurven Phasen »unökonomischer« Kokontraktion, fehlender muskulärer Stabilisierung, zu spät einsetzender reziproker Hemmung oder andere Störungen der intermuskulären Abstimmung erkennbar (1). Zuvor müssen allerdings für die zu beurteilenden Bewegungsabläufe Normierungsdaten erstellt werden, bevor bestimmte bei Patienten beobachtete Phänomene als Pathologika interpretiert werden (20/14). Von seiten der Hersteller und Vertreiber solcher Messtechniken sind solche Normierungsdaten in aller Regel nicht erstellt worden und können daher auch nicht zur Verfügung gestellt werden. Im Rahmen der mit solcher Technik durchgeführten sportphysiologischen Forschung dürften aber in absehbarer Zeit vermehrt solche Normdaten erstellt werden (16).

In den Ausführungen wurde ein möglicher Teufelskreis vorgestellt, der auf Grund neurobiologischer und pathophysiologischer Regelhaftigkeiten zur Aufrechterhaltung und Verstärkung typischer Symptome bei Fibromyalgie beitragen kann: verminderte muskuläre Belastbarkeit und vorzeitige Erschöpfbarkeit, belastungsinduzierter Muskelschmerz und Muskelverspannung. Zur Durchbrechung dieses Teufelskreises hat sich unter anderem ein systematisches Muskelaufbau- und -ausdauertraining als günstig erwiesen. Da es im klinisch-praktischen Alltag schwierig sein kann, hierfür die angemessenen trainingsphysiologischen Bedingungen zu formulieren, wurde Oberflächen-EMG als Biofeedback-Verfahren vorgestellt, das mit einem standardisierten Untersuchungsgang semiquantitative Parameter zur Ausarbeitung von Übungseinheiten vorgeben kann. Polymyografische Untersuchungstechniken werden die Möglichkeiten für Diagnostik und Therapieevalution der muskulären Belastbarkeit bei Fibromyalgie verbessern und erweitern können.

Literatur

1. *Becker, G. [et al.]:* Untersuchung muskulärer Dysbalancen mittels EMG-Polygrafie bei Kindern mit spastischem Syndrom. In: *Scholle, H. Ch., A. Struppler, H. J. Freund, H. Hefter, N. P. Schumann* (Hrsg.): Motodiagnostik, Mototherapie II Jena: Universitätsverlag, Druckhans Mayer, 1994, S. 231–236.

2. *Benett R. M.:* Physical fitness and muscle metabolism in fibromyalgia syndrome: an overview. J. Rheumatol. 16 (suppl. 19) (1989): 28-29.

3. *Bengtsson, A., K. G. Henriksson, J. Larsson:* Reduced high energy phosphate levels in the painful muscles of patients with primary fibromylagia. Arthritis Rheum. 29 (1986): 817-821.

4. *Bruggencate, G.:* Medizinische Neurophysiologie. Stuttgart: Thieme, 1984.

5. *Christensen, H. [et al.]:* Processing of electrical activity in human muscle during a gradual increase in force. Electroenceph. Clin. Neurophysiol. 58 (1984): 230-239.

6. *Elert, J. E. [et al.]:* Muscle performance, electromyografy and fibertype composition in fibromyalgia and work-related myalgia. Scand. J. Rheumotol. 21 (1992): 28-34.

7. *Ferraccioli, G. [et al.]:* EMG-Biofeedback training in fibromyalgia syndrome. J. Rheumatol. 14 (1987): 820-825.

8. *Goldenberg, D. L.:* An overview of psychological studies in fibromyalgia. J. Rheumatol. 16 (suppl. 19) (1989): 12-14.

9. *Gondolph-Zink, B.:* Der Einfluss der Ruhigstellung auf die Muskeldurchblutung. Orthop. Prax. 25 (1989): 527-530.

10. *Herdlitschka M., W. Schupp:* EMG-Biofeedback in der neuromuskulären Rehabilitation. Krankengymnastik 43 (1991): 32–39.

11. *Howald H. [et al.]:* Influence of endurance training on the ultrastructural composition on the different muscle fiber types in humans. Pflügers Arch. 403 (1985): 369-376.

12. *Jacobsen, S., G. Wildschiodtz, B. Danneskiold-Samsoe:* Isokinetic and isometric muscle strength combined with transcutaneous elektrical muscle stimulation in primary fibromyalgia syndrome. J. Rheumatol. 18 (1991):1390-1393.

13. *Jacobsen, S., B. Danneskiold-Samsoe:* Isometric and isokinetic muscle strength in patients with fibrositis syndrome. Scand. J. Rheumatol. 16(1987): 61-65.

14. *Janda, V., M. Veverkova:* Polyelektromyografie (PEMG), ein wertvolles Hilfsmittel für die rationel-
le Bewegungstherapie. Prag: Rehabilitace a fyzikalni lekarstvi 3-4 (1994): 107–108.

15. *Jänig, W.:* Systemic and specific autonomic reactions in pain. Eur. J. Anaestesiol. 2 (1985): 319-346.

16. *Konrad, P., G. P. Brüggemann:* Neuromuskuläre Beanspruchung im isokinetischen Krafttraining des Leistungssportlers – dargestellt am Beispiel Kunstturnen Prag: Rehabilitace a fyzikalni lekarstvi 3-4 (1994): 176–180.

17. *Lindh, M. H. [et al.]:* Studies on maximal voluntary muscle contraction in patients with fibromyalgia. Arch. Phys. Med. Rehabil. 75 (1994): 1217-1222.

18. *Mielke, U. [et al.]:* Dynamic muscular training in neuromuscular disease. J. Neurol. Sci. (Suppl.) 98 (1990): 388.

19. *Pongratz, D.:* Gibt es ein myopathisches Substrat der Fibromyalgie? In: *Moorahrend, U.* (Hrsg.): Das Fibromyalgiesyndrom. 1996.

20. *Rühl, H. [et al.]:* Aussagemöglichkeiten des Oberflächen-Elektromyogramms im Vergleich zum Nadel-EMG unter isometrischen Belastungsbedingungen bei Patienten mit neuromuskulären Funktionsstörungen. Prag: Rehabilitace a fyzikalni lekarstvi 3-4 (1994): 109–113.

21. *Wiles, C. M. [et al.]:* Muscle relaxation rate, fibre type composition and energy turnover in hyper- and hypo-thyroid patients. Clinical Science 57 (1979): 375-384.

22. *Wolfe F. [et al.]:* Fibrositis – symptom frequency and criteria for diagnosis. J. Rheumatol. (1985) 12: 1159-1163.

23. *Wolfe, F. [et al.]:* The American College of Rheumatology 1990 criteria for the classification of fibromyalgia. Report of the multicenter criteria committee. Arthritis Rheum. 33 (1990) : 160-172.

24. *Zidar J. [et al.]:* Quantitative EMG and muscle tension in painful muscles in fibromyalgia. Pain 40 (1990): 249-254.

25. *Zilles, K., G. Rehkämper:* Funktionelle Neuroanatomie. Lehrbuch und Atlas. Heidelberg: Springer-Verlag, 1993.

Neue Aspekte in der medikamentösen Behandlung der Fibromyalgie

W. Müller

Wenn auch die Fibromyalgie als Reaktionsform des Organismus auf unterschiedliche somatische Reize wie z.B. Wirbelsäulenaffektionen sowie auch psychische Reize – hier vor allem psychosoziale Stresszustände – aufgefasst werden kann, sind Ätiologie und Pathogenese der Erkrankung doch im Einzelnen noch unbekannt. Deshalb bleibt die Behandlung weitgehend empirisch, jedoch sind bestimmte Überlegungen erforderlich, bevor eine Behandlung eingeleitet wird.

Im Prinzip kann die Fibromyalgie in unterschiedliche Formen unterteilt werden (Abbildung 1).

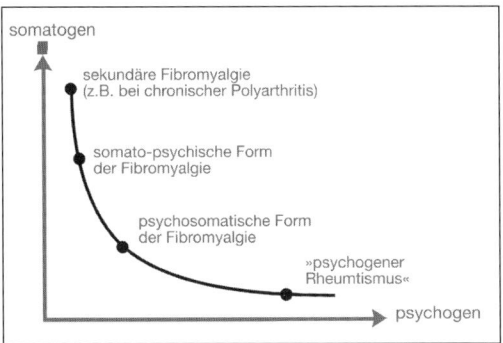

Abb. 1: Formen der Fibromyalgie

Als Begleit- oder sekundäre bzw. reaktive Fibromyalgien bezeichnet man die Fibromyalgien, die infolge anderer Erkrankungen auftreten, während als »primär« die Formen der Fibromyalgie bezeichnet werden, bei denen eine offenkundige Ursache nicht vorliegt.

1. entzündlich-rheumatische Systemerkrankungen
2. andere entzündliche Erkrankungen
   (z.B. Sarkoidose, Colitis ulcerosa)
3. Infektionskrankheiten
4. endokrine Störungen
5. maligne Tumoren
6. Arzneimittelreaktionen

Tab. 1: Ursachen sekundärer Fibromyalgie

Besteht der Eindruck, dass bei der Manifestation der primären Fibromyalgien eher die somatischen Faktoren ausschlaggebend sind oder waren, wie z.B. statische und funktionelle Störungen der Wirbelsäule oder massive Traumen, so kann man sie als somatopsychische Formen bezeichnen, während bei überwiegend psychischen Faktoren von einer psychosomatischen Form im engeren Sinn gesprochen werden kann, doch sind die Übergänge sehr fließend und eine exakte Unterscheidung ist kaum möglich, da bei beiden Gruppen psychische Einflüsse unverkennbar sind. Die psychosomatische Form der Fibromyalgie ihrerseits weist Beziehungen und Übergänge zum sogenannten »psychogenen Rheumatismus« und den Schmerzzuständen bei der »major depression« auf.

Besteht eine sogenannte sekundäre Fibromyalgie, so wird es notwendig sein, die Grundkrankheit intensiv zu behandeln. In vielen, aber durchaus nicht in allen Fällen wird es bei einer entsprechenden erfolgreichen Therapie möglich sein, auch die Symptome der Fibromyalgie zu beeinflussen. Gelingt dies nicht in genügendem Umfang, so werden die gleichen Behandlungsprinzipien wie bei der »primären« Fibromyalgie zum Tragen kommen.

Betrachtet man die bisher bei der »primären« Fibromyalgie eingesetzten Medikamente, so ergibt sich eine stattliche Anzahl von Möglichkeiten, doch zeigen Placebo kontrollierte Doppelblindstudien, dass viele dieser Medikamente gegenüber Placebo keine signifikant bessere Wirkung entfalten.

Naproxen	negativ
Ibuprofen	negativ
S-Adenosylmethionin	positiv
Prednison	negativ
Carisoprodol	positiv
Alprazolam	pos.-neg.
Temazepam	positiv
Amitryptilin	positiv
Cyclobenzaprin	positiv
Maprotilin	positiv
Dothiapin	positiv
Ketamin (NMDA-Rezeptor-Antagonist)	positiv
Wachstumshormon	positiv
Superoxyd-Dismutase	positiv
Calcitonin	negativ
5-Hydroxytryptophan	positiv
Fluoxetin	negativ

Tab. 2: Substanzen, die bei Fibromyalgie in kontrollierten Studien getestet wurden

So sind nichtsteroidale Antiphlogistika wie Ibuprofen (Yunus et al., 1989) und Naproxen (Goldenberg et al., 1986) nicht wirksamer als Placebo, wenn wir auch den Eindruck haben, dass solche Substanzen nicht selten (bei ca. 10% der Patienten) einen guten Effekt auf die Schmerzen haben, weshalb wir Fibromyalgie-Patienten am Anfang der Behandlung – soweit nicht schon geschehen – immer versuchsweise über eine Woche nichtsteroidale Antiphlogistika verabreichen. Möglicherweise spielt

bei den Patienten, die auf eine analgetisch-antiphlogistische Therapie ansprechen, der somatische Aspekt der Erkrankung – z.B. Irritationen im Bereich der Wirbelsäule oder der peripheren Gelenke – eine wichtige Rolle. Vielleicht ist es hierauf auch zurückzuführen, dass das als Analgetikum zugelassene S-Adenosylmethionin (Ademethionin-Bisulfat) im Doppelblindversuch bei der Fibromyalgie zu einer Besserung einzelner Parameter geführt hat (Tavoni et al., 1987, Jacobsen et al., 1991).

Corticosteroide sind bei der Fibromyalgie in aller Regel wirkungslos, wie auch die Doppelblindstudie von Clark et al. (1985) ergab, die mit Prednison in einer Dosierung von 20 mg täglich keinen besseren Effekt als mit Placebo erzielen konnten. In Einzelfällen beobachtet man allerdings einen Rückgang der Beschwerden – wiederum wahrscheinlich bedingt durch das Vorliegen einer nicht erkannten Grundkrankheit.

Muskelrelaxantien werden bei der Fibromyalgie wegen der zum Teil vorhandenen Muskelverspannung häufig eingesetzt, doch ist ihre Wirkung bei dieser Erkrankung noch zweifelhaft. Carisoprodol war im Doppelblindversuch zwar wirksam (Værøy et al., 1989), doch wurde es hierbei als Kombinationspräparat (Soma®) benutzt, das zusätzlich Acetaminophen und Koffein enthält. Chlormezanon zeigte dagegen im Doppelblindversuch gegenüber Placebo keine sichere Wirkung (Patrick et al., 1993) und auch Flupirtin, ein Analgetikum mit muskelrelaxierender Wirkung ließ in einer Pilotstudie unserer Arbeitsgruppe keine sichere Wirkung erkennen. Ob das langwirksame Benzodiazepin-Präparat Alprazolam eventuell über eine Muskelrelaxation wirksam ist, sei dahingestellt. Dieses Präparat wies nur in Kombination mit Ibuprofen gegenüber Placebo einen besseren Effekt auf (Russell et al., 1991), allein gegeben war es aber Placebo nicht überlegen (Grönblad et al., 1993). Das ebenfalls zur Benzodiazepin-Gruppe gehörende Temazepam war dagegen auch allein wirksam (Hench et al., 1989).

Medikamente, die im Doppelstudium bei der Fibromyalgie eine deutlich bessere Wirkung als Placebo entfalten, sind die tri- und tetrazyklischen Antidepressiva, wie sie bereits 1978 von unserer Arbeitsgruppe bei der Fibromyalgie angewendet wurden (Balmer et al., 1978).

Die ausgedehntesten kontrollierten Studien wurden mit Amitryptilin (Carette et al., 1986, Goldenberg et al., 1986, Scudds et al., 1989, Jaeschke et al., 1989) sowie mit Cyclobenzaprin (Bennett et al., 1988, Quimby et al., 1989, Carette et al., 1992) durchgeführt. Obwohl diese beiden trizyklischen Antidepressiva gewisse Unterschiede in der chemischen Struktur aufweisen, sind ihre Wirkungen und Nebenwirkungen bei der Fibromyalgie weitgehend vergleichbar. In der Regel beobachtet man bereits nach ein bis zwei Wochen einen Effekt auf Schmerzen und Schlaf und nach sechs Wochen übertrifft die Wirkung dieser Medikamente diejenigen von Placebo in den meisten Parametern signifikant. Die wirksame Dosis beträgt beim Amitryptilin 10–50 mg/Tag und beim Cyclobenzaprim 10–30 mg/Tag, wobei diese Dosis meist einmalig am Abend verabreicht wird. Insgesamt weisen nach allen Studien ca. $1/3$ der Patienten eine klinisch signifikante Besserung auf. Ähnliches gilt von den tetrazyklischen Antidepressiva wie Maprotilin.

Schon in unkontrollierten Studien (Goldenberg, 1989) wurde festgestellt, dass die Effizienz der trizyklischen Antidepressiva mit zunehmender Behandlungsdauer eher geringer wird. In der einzigen doppelblinden Placebo kontrollierten Langzeitstudie mit Amitryptilin (10–50 mg/Tag) und Cyclobenzaprin (10–30 mg/Tag), bei der 13 Parameter kontrolliert wurden, beobachteten Carette et al. (1992) nach einem Monat eine signifikante Verbesserung unter Amitryptilin und weniger ausgeprägt unter Cyclobenzaprin, während die mit den beiden Präparaten behandelten Gruppen nach sechs Monaten keine signifikanten Unterschiede gegenüber der Placebo-Gruppe aufwiesen – allerdings bedingt durch die mit annähernd 20% beobachtete Placebowirkung nach diesem Zeitraum. Auch in dieser Studie war eine gute Wirkung von Amitryptilin und Cyclobenzaprin bei etwa $1/3$ der Patienten nach sechs Monaten erkennbar, ohne dass eine Korrelation zu klinischen, funktionellen, psychologischen oder demografischen Parametern nachweisbar war.

Ob die Wirkung der trizyklischen Antidepressiva durch die Kombination mit nichtsteroidalen Antiphlogistika erhöht werden kann, ist noch nicht sicher geklärt. Goldenberg et al. (1986) fanden eine Kombination von 25 mg Amitryptilin am Abend und 500 mg Naproxen

Autor	Jahr	Substanz	Effekt
Carette et al.	1986 und 1994	Amitryptilin	+
Goldenberg et al.	1986	Amitryptilin	+
Scudds et al.	1989	Amitryptilin	+
Jaeschke et al.	1991	Amitryptilin	+
Bennett et al.	1988	Cyclobenzaprin	+
Quimby et al.	1989	Cyclobenzaprin	+
Carette et al.	1994	Cyclobenzaprin	+
Caruso et al.	1987	Dosulepin	+
Bibolotti	1986	Maprotilin/Clomipramin	+
Gerster	1991	Maprotilin	+

Tab. 3: Randomisierte, Placebo kontrollierte Studien über die Effizienz trizyklischer und tetrazyklischer Antidepressiva bei Fibromyalgie

zweimal täglich etwas effektiver als Amitryptilin allein und betonen, dass ein Synergismus von nichtsteroidalen Antiphlogistika mit einer ZNS-aktiven Medikation bestehen könne, wie er auch von *Russel* et al. (1991) bei der Kombination von Alprazolam mit Ibuprofen nachgewiesen worden sei. Es erscheint aber auch möglich, dass bei einem kleinen Teil der Patienten das nichtsteroidale Antiphlogistika allein wirksam war.

Obwohl die trizyklischen Antidepressiva bei der Fibromyalgie nur niedrig dosiert werden, treten die bekannten Nebenwirkungen dieser Medikamente sehr häufig auf und führen auch in kurzfristigen Studien von vier bis zehn Wochen zu einem »drop out« bei etwa $1/3$ der Patienten. Zum Teil mag dieser hohe Ausfall auch durch die mangelnde Compliance der Fibromyalgie-Patienten bedingt sein *(Wysenbeek* et al., 1985).

Wie ist nun die Wirkung der trizyklischen Antidepressiva bei der Fibromyalgie zu erklären? Ein echter antidepressiver Effekt ist unwahrscheinlich, da die applizierten Dosen nur $1/5$ bis $1/10$ derjenigen betragen, die bei der Depression notwendig sind, und die Wirkung bei der Fibromyalgie schon innerhalb von ein bis zwei Wochen, d. h. wesentlich rascher als bei der Depression, auftritt. Auch besteht keine Korrelation zu präexistenten psychopathologischen Befunden *(Goldenberg* et al., 1986). Denkbar wäre ein Effekt über die Schlafverbesserung, über die viele Patienten bei dieser Medikation berichten, doch konnte keine Korrelation zwischen der Wirkung der Medikamente und Schlafstörungen festgestellt werden *(Goldenberg* et al., 1986) und auch die Anomalien im Schlaf-EEG zeigen keine Änderungen *(Reynolds* et al., 1991). Möglich wäre auch ein analgetischer Effekt der Antidepressiva, der teilweise wohl durch eine Potenzierung der Wirkung endogener Opioide bedingt ist. Auch eine Muskelrelaxation durch die trizyklischen Antidepressiva ist zu diskutieren, die durch Reduktion der Aktivität der efferenten Motoneuronen auf supraspinaler

Basis zu Stande kommt. Daneben sind weitere Wirkmechanismen, wie z.B. ein geringer antiinflammatorischer Effekt der Antidepressiva, bekannt, und besonders Amitryptilin hat noch eine große Anzahl von pharmakologischen Effekten wie die Inhibition des Serotonin- und Norepinephrin-Reuptakes, die Blockierung der alpha-adrenergen Rezeptoren u. a., die möglicherweise bei der therapeutischen Beeinflussung der Fibromyalgie durch diese Medikamente eine Rolle spielen.

Von anderen zentral wirksamen Medikamenten, die bei der Fibromyalgie angewendet werden, sind die Benzodiazepine zu nennen, die wegen des Gewöhnungseffektes allerdings nur in sehr begrenztem Maße empfohlen werden können. Unter ihnen wurde Alprazolam bereits erwähnt, das in einer kontrollierten Studie bei gleichzeitiger Gabe von Ibuprofen einen günstigen Effekt auf die Schmerzsymptomatik hatte *(Russel* et al., 1991), während die alleinige Gabe des Medikamentes keine Wirkung zeigte *(Grönblad* et al., 1993). Temazepam war dagegen auch allein wirksam *(Hench* et al., 1989).

Ausgedehntere Untersuchungen über die Wirkungen von Phenothiazinen fehlen bisher, doch ist ihr Nutzen wegen der nicht akzeptierbaren Nebenwirkungen begrenzt *(Moldowsky* et al., 1978). Sie führen aber zu einer deutlichen Schlafverbesserung. Unter Chlorpromazin wurde darüber hinaus auch eine Schmerzabnahme beobachtet *(Moldowsky* und *Lue,* 1980).

Im Doppelblindversuch wirkte auch der N-Methyl-D-Aspargat-Rezeptor-Antagonist Ketamin bei Kombination mit 0,5 mg Midazolam, das zur Vermeidung von Nebenwirkungen des Ketamin gleichzeitig gegeben wurde, auf die Schmerzzustände bei der Fibromyalgie *(Welin* et al., 1995). Weiterhin konnte mit Superoxyd-Dismutase, die freie Sauerstoff-Radikale abfängt, im Doppelblindversuch bei der Fibromyalgie von Kindern ein etwa gleichartiger Effekt wie mit Amitryptilin erzielt werden *(Zhao* et al., 1995). Auch intravenöse Lidocain-Infusionen (200 mg Lidocain über 30 Minuten in wöchentlichen Abständen über vier Wochen) wirken nach *Posner* (1994) schmerzlindernd, kommen aber wahrscheinlich nur als Zusatztherapie in Frage.

Auch Calcitonin wurde wegen seiner wahrscheinlich zentral bedingten analgetischen Wirkung zur Behandlung der Fibromyalgie eingesetzt. Tatsächlich beobachteten *Horn* (1994), *Bitsch* et al. (1994) sowie *Scechinski* et al. (1994) in offenen Studien einen positiven Effekt auf die Schmerzen bei diesem Krankheitsbild, doch konnten wir selbst in einer Doppelblindstudie mit nasal verabreichtem Calcitonin keine Besserung der Beschwerden beobachten (unveröffentlicht). In Pilotstudien kam es auch bei subkutaner Applikation von Calcitonin bei unseren Fibromyalgie-Patienten nur in vereinzelten Fällen zu einer Verbesserung der Schmerzsymptomatik.

Besonders interessant sind die Ergebnisse von *Bennett* et al. (1995), die 50 Patienten mit niedrigen IGF-1-Werten im Doppelblindversuch mit Wachstumshormon oder Placebo behandelten, nachdem sie bei annähernd 60% der Fibromyalgie-Patienten Zeichen eines Wachstumshormondefizits – wohl bedingt durch hypertalamisch-hypophysäre Dysfunktion – nachgewiesen hatten *(Bennett* et al., 1995). Bei diesen Untersuchungen konnten sie nach einer neunmonatigen Therapie eine signifikante Besserung bei den hormonbehandelten Gruppen erzielen, wobei die Wirkung nach vier bis sechs Monaten einsetzte. 25% dieser Patienten zeigten sogar einen dramatischen Effekt. Wegen der hohen Kosten ist die Behandlung aber sicher derzeit noch problematisch.

Da bei der Fibromyalgie offensichtlich Veränderungen im Serotoninstoffwechsel vorliegen, wie die Erniedrigung des Tryptophans, der Vorstufe des Serotonins im Liquor *(Russell,* 1994), Plasma *(Yunus* et al., 1992) und Serum *(Russell* et al., 1989) und auch der niedrige Serumspiegel des Serotonins bei der Fibromyalgie *(Russell* et al., 1992, *Stratz* et al., 1993) vermuten lassen, wurde versucht, den Serotoninmetabolismus mit verschiedenen Substanzen zu beeinflussen. Tatsächlich konnte im Doppelblindversuch mit dem Serotonin-Präcursor H-5-hydroxythryptophan eine günstige Wirkung erzielt werden *(Caruso* et al., 1990). Wir selbst beobachteten dagegen mit dieser Substanz in einer offenen Studie keinen überzeugenden Effekt. Auch der Serotonin-Reuptake-Hemmer Fluoroxetin hat bei der Fibromyalgie auf den Schmerzzustand keinen besseren Effekt als Placebo *(Wolfe* et al., 1994).

In eigenen Untersuchungen verwendeten wir zur Beeinflussung des Serotonin-Stoffwechsels zunächst den 5-HT2-Rezeptor-Antagonisten Ketanserin, der in einer offenen Studie an zehn Patienten eine Schmerzlinderung bei der Fibromyalgie erkennen ließ *(Stratz* et al., 1991), in einer Doppelblindstudie dagegen nur eine Schlafverbesserung ergab.

In neuerer Zeit führten wir offene Studien mit den 5-HT3-Rezeptor-Antagonisten Ondansetron und Tropisetron durch und konnten hiermit eine gute Wirkung insbesondere auf die Schmerzsymptomatik, aber auch auf die vegetativen und funktionellen Störungen bei etwa 40% der Fibromyalgie-Patienten erzielen *(Stratz* et al., 1994). Bei einer Dosierung von 5-15 mg Tropisetron täglich über zehn Tage konnten bisher bei 27 von 59 Fibromyalgie-Patienten eine Schmerzlinderung von 40 und mehr Prozent – gemessen mit der visuellen Analogskala und/oder dem Painscore – erzielt werden, verbunden mit einem Anstieg der Schmerzschwelle an den »tender points« und einem entsprechenden Abfall der Zahl druckempfindlicher »tender points«.

In Tabelle 4 sind die entsprechenden Ergebnisse der Patienten ersichtlich, die auf eine Behandlung mit zehn oder 15 mg Tropisetron gut ansprachen (18 von 40 Patienten). Zusätzlich zeigten Patienten, die auf die genannte

	Vorher	Nachher	p <
VAS	7,62	2,18	0,0003
PS	44,4	15,5	0,03
Dolorimetrie (in kp)	1,91	2,24	0,06
Zahl positiver »tp« von 24	19,4	14,2	0,02

VAS = Visuelle Analogskala Schmerz
PS = Painscore
tp = tender points

Tab. 4:   Die Mittelwerte verschiedener klinischer Parameter bei Patienten mit Fibromyalgie (n = 18), bei denen eine Behandlung mit Tropisetron (»Navoban«) (10 mg und 15 mg) zu einer mindestens 40%igen Besserung der Schmerzen geführt hatte (»Responder«).

Medikation mit einer Schmerzreduktion reagierten, eine signifikante Verbesserung verschiedener vegetativer und funktioneller Störungen, wie sie für die Fibromyalgie charakteristisch sind (*Samborski* et al., 1995).
Worauf der Effekt der 5-HT3-Rezeptor-Antagonisten beruht, ist noch nicht klar, wenn auch besonders tierexperimentell einige Wirkungen dieser Medikamente festgestellt wurden, die bei der Fibromyalgie zum Tragen kommen können, wie etwa ein analgetischer oder anxiolytischer Effekt (*Heavy* et al., 1986; *Giordano* und *Dyche,* 1989; *Costall* et al., 1990; *Hoyer,* 1990; *Derkach* et al., 1991; *Maxton* et al., 1991).

- Analgetische Wirkung (durch veränderte Freisetzung der Substanz P [?])
- Antiarrhythmische Wirkung
- Anxiolytischer Effekt bei unspezifischer Angst und stressbedingten Zuständen
- Verbesserung der sozialen Beziehungen bei Stresszuständen
- Wirkung auf die durch Serotonin ausgelösten gastrointestinalen Störungen

Tab. 5:   Wirkungen der 5-HT3-Rezeptorantagonisten, die bei der Fibromyalgie bedeutsam sein können.

Auffallend ist, dass nur ein Teil der Fibromyalgie-Patienten auf die Behandlung der 5-HT3-Rezeptor-Antagonisten anspricht, wie dies auch bei den tri- und tetrazyklischen Antidepressiva der Fall ist. Patienten mit einem günstigen Therapieeffekt auf 5-HT3-Rezeptor-Antagonisten (Responder) konnten weder durch den klinischen Befund noch durch psychometrische Verfahren (*Geissner* und *Jungnitsch,* 1992; *Flor* und *Turk,* 1988) von den Patienten unterschieden werden, die keine Wirkung des Medikamentes erkennen ließen (Nonresponder). Wir führten deshalb Bestimmungen der Serumspiegel verschiedener Neuromodulatoren durch, wobei wir feststellen konnten, dass die Responder besonders häufig einen stark verminderten Serumcalcitoninspiegel aufwiesen, während umgekehrt bei den Nonrespondern meist ein erniedrigter Prostaglandin-E2-Spiegel im Serum festzustellen war. Der Somatomedin-C-Spiegel war dagegen bei beiden Gruppen erniedrigt. Wodurch diese Unterschiede zustande kommen, bleibt unklar. Sicher sind noch weitere, ausgedehntere Untersuchungen erforderlich, um die unterschiedlichen Reaktionen der beiden Gruppen zu klären, jedoch sind vorher die Ergebnisse einer jetzt laufenden, Placebo kontrollierten Doppelblindstudie abzuwarten, die nachweisen soll, ob 5-HT3-Antagonisten tatsächlich bei der Fibromyalgie wirksam sind.

Bei lokalen Schmerzzuständen im Rahmen der Fibromyalgie kommen lokale Injektionen mit Lokalanästhetika z.B. um Sehnenansätze und Sehnen sowie in die Muskel-Sehnen-Übergänge in Frage, wobei man – wie auch die Erfahrungen von *Masi* und *Yunus* (1990) zeigen – oft eine schnelle und dramatische Besserung der lokalen Schmerzen erzielen kann. Bei rezidivierenden Schmerzzuständen können die Lokalanästhetika mit kleinen Mengen von Steroiden kombiniert werden. Auch die Injektionsbehandlung mit Lokalanästhetika der sogenannten Trigger-Points, wie sie bei der Fibromyalgie nicht selten vorkommen, ergibt bei lokalisierten Schmerzzuständen oft sehr gute Effekte. *Bengtsson* et al.

(1987) erzielten bei regionalen Schmerzzuständen auch durch regionale Sympathikusblockaden günstige Wirkungen.

Sicher sind wir erst am Anfang der Erforschung einer wirksamen medikamentösen Behandlung der Fibromyalgie. Um eine solche zu erreichen, wird es in Zukunft zunächst notwendig sein festzustellen, welche Untergruppen dieser Erkrankung auf ein jeweiliges Medikament ansprechen, wozu verschiedenste Instrumente wie der klinische Befund, der psychopathologische Befund, biochemische Untersuchungen etc. erforderlich sind, denn sicher handelt es sich bei der Fibromyalgie um eine multifaktorielle Krankheit, die nicht eine einzige Ursache oder eine einzelne Abnormität aufweist. Bei der Komplexität des Krankheitsbildes müssen wir uns auch darüber im Klaren sein, dass selbst bei einer wirksamen medikamentösen Behandlung die physikalische Therapie ebenso wie die Psychotherapie nicht ersetzbar sind.

Literatur

1. *Balmer, R. [et al.]:* Weichteilrheumatische Erkrankungen und Depressionen – ein Beitrag zur Psychopharmako- und Psychotherapie. Akt. Rheumatol. 3 (1978): 97–105.
2. *Bengtsson, A., M. Bengtsson, S. J. B. Lofstrom:* Regional sympathetic blockade in primary fibromyalgia. (Abstract) Pain (1987): 295.
3. *Bennett, R. M. [et al.]:* Assays and other GH tests in 500 fibromyalgia patients. Myopain 1995, San Antonio/USA J. Muskuloskel. Pain 3 (1995a): 109 (Abstract).
4. *Bennett, R. M. [et al.]:* A double-blind placebo controlled study of growth hormone therapy in fibromyalgia. MYOPAIN 1995, San Antonio/Texas (USA) J. Musculoskel Pain 3 (1995): 110 (Abstract).
5. *Bennett, R. M. [et al.]:* A comparison of cyclobenzaprine and placebo in the management of fibrositis: A double-blind controlled study. Arthritis Rheum 31 (1988): 1535–1542.
6. *Bibolotti, E. [et al.]:* The management of fibrositis: a double-blind comparison of maprotiline, chlorimipramine and placebo. Clin. Trial. J. 23 (1986): 269–280.
7. *Bitsch, T., M. Neumann, W. Liman:* Fibromyalgietherapie mit Calcitonin. Abstracts Schmerzkongress Dresden (1994): 51.
8. *Carette, S. [et al.]:* Comparison of Amitriptyline, Cyclobenzaprine and Placebo in the treatment of fibromyalgia. Arthritis Rheum. 37 (1994): 32–40.
9. *Carette, S. [et al.]:* A controlled trial of amitriptyline, cyclobenzaprine and placebo in fibromyalgia. Arthritis Rheum. 35 (Suppl 9) (1992): 112.
10. *Carette, S., G. A. McCain, D. A. Bell, A. G. Fam:* Evaluation of amitriptyline in primary fibrositis. A double-blind, placebo-controlled study. Arthritis Rheum. 29 (1986): 655–659.
11. *Caruso, I. [et al.]:* Double-blind study of dothiepin versus placebo in the treatment of primary fibromyalgia syndrome. J. Int. Med. Res. 15 (1987): 154–159.
12. *Caruso, I. [et al.]:* Double-blind study of 5-hydroxytryptophan versus placebo in the treatment of primary fibromyalgia syndrome. J. Int. Med. Res. 18 (1990): 201–209.
13. *Clark, S., E. Tindall, R. M. Bennett:* A double blind crossover trial of prednisone versus placebo in the treatment of fibrositis. J. Rheumatol. 12 (1985): 980–983.
14. *Costall, B., R. J. Naylor, M. B. Tyers:* The psychopharmacology of 5-HT3-receptors. Pharmacol. Ther. 47 (1990): 181.
15. *Derkach, V, A. Suprenant, R. A. North:* 5-HT3-receptors are membrane ion channels. Nature 254 (1991): 432.
16. *Drewes A. M. [et al.]:* Zopiclone in the treatment of sleep abnormalities in fibromyalgia. Scand. J. Rheumatol. 20 (1991): 288–293.
17. *Flor, H., C. P. Turk:* Chronic back pain and rheumatoid arthritis predicting pain and disability from cognitive variables. Behavioral Medicine 11 (1988): 251–265.
18. *Geissner, J., G. Jungnitsch:* Die Dimensionen der Schmerzempfindungsskala. Aus: Die Messung der Schmerzempfindung, Psychologie Verlagsunion (1992): 88–97.
19. *Gerster, J. C., P. Suter, M. Daehler:* Maprotiline in Primary Fibrositis Syndrome – A double-blind controlled study. In: *Müller, W.* (Hrsg): Generalisierte Tendomyopathie (Fibromyalgie). Darmstadt: Steinkopff, 1991, S. 279–282.
20. *Giordano, J., J. Dyche:* Differenzial analgesic actions of serotonin 5-HT3-receptor antagonists in the mouse. Neuropharmacology 28 (1989): 423.
21. *Goldenberg, D. L.:* Treatment of fibromyalgia syndrome. Rheum. Dis. Clin. North. Am. 15 (1989): 61–71.
22. *Goldenberg, D. L., D. T. Felson, H. Dinerman:* A randomized, controlled trial of amitriptyline and naproxen in the treatment of patients with fibromyalgia. Arthritis Rheum. 29 (1986): 1371–1377.
23. *Grönblad, M. [et al.]:* Effect of Zopiclone on Sleep Quality, Morning Stiffness, Widespread Tenderness and Pain and General Discomfort in Primary Fibromyalgia Patients. A Double-Blind Randomized Trial. Clin. rheumatol. 12 (1993): 186–191.

24. *Heavy, D. D. [et al.]:* Inhibition of 5-HT-induced axon reflex flares by MDL 72422. Br. J. Clin. Pharmacol. 21 (1986): 558P.

25. *Hench, P. K., R. Cohen, M. M. Mitler:* Fibromyalgia: effects of amitriptyline, temazepam and placebo on pain and sleep. Arthritis Rheum. 32 (Suppl 4) (1989): 47.

26. *Horn, H. D.:* Behandlung des myovertebralen Syndroms mit Calcitonin. Z. Allg. Med. 70 (1994): 981–983.

27. *Hoyer, D.:* Serotonin 5-HT3, 5-HT4 and 5-HT-M receptors. Neuropsychopharmacology 3 (1990): 371.

28. *Jacobsen, S., B. Danneskiold-Samsoe, R. B. Andersen:* Oral S-adenosylmethionine in primary fibromyalgia. Double-blind clinical evaluation. Scand. J. Rheumatol. 20 (1991): 294–302.

29. *Jaeschke, R. [et al.]:* Clinical usefulness of amitriptyline in fibromyalgia: The results of 23 N-of-1 randomized controlled trails. J. Rheumatol. 18 (1991): 447–451.

30. *Masi, A. T., M. B. Yunus:* Fibromyalgia – which is the best treatment? A personalized, comprehensive, ambulatory, patient-involved mangement programme. Baillière's Clinical Rheumatology 4 (1990): 333–370.

31. *Maxton, D. G., C. G. Haigh, P. J. Whorwell:* 5-HT3 antagonists: a role in irritable bowel syndrome and non-ulcer dyspepsia? Gut 32 (1991): A1228.

32. *Moldofsky, H., J. J. Warsh:* Plasma tryptophan and musculoskeletal pain in non-articular rheumatism. Pain 5 (1978): 65–71.

33. *Moldowsky, H., F. A. Lue:* The relationship of alpha and delta EEG frequencies to pain and mood in »fibrositis« patients treated with chlorpromazine and L-tryptophan. Electroencephalogr. Clin. Neurophysiol. 50(1980): 71–80.

34. *Norregaard, J. [et al.]:* Exercise training in treatment of fibromyalgia. MYOPAIN 1995, San Antonio/Texas (USA) J. Musculoskel. Pain 3 (1995): 104 (Abstract).

35. *Norregaard, J., H. Volkman, B. Danneskiold-Samsoe:* Somatomedin-C and Procollagen Aminoterminal Peptide in Fibromyalgia. MYOPAIN 1995, San Antonio/Texas (USA) J. Musculoskel. Pain 3 (1995): 104 (Abstract).

36. *Patrick, M., A. Swannell, M. Doherty:* Chlormezanone in primary fibromyalgia syndrome: a double-blind placebo controlled study. Br. J. Rheumatol. 32 (1993): 55–58.

37. *Posner, I. A.:* Treatment of Fibromyalgia Syndrome with Intravenous Lidocaine: A Prospective, Randomized Pilot Study J. Musculoskel. Pain 2 (1994): 55–65.

38. *Quimby L. G. [et al.]:* A randomized trial of cyclobenzaprine for the treatment of fibromyalgia. J. Rheumatol. 19 (1989): 140–143.

39. *Reynolds, W. J. [et al.]:* The effects of cyclobenzaprinze on sleep physiology and symptoms in patients with fibromyalgia. J. Rheumatol. 18 (1991): 452–454.

40. *Russell, I. J. [et al.]:* Treatment of primary fibrositis/fibromyalgia syndrome with ibuprofen and alprazolam: A double-blind, placebo-controlled study. Arthritis Rheum. 34 (1991): 552–560.

41. *Russell, I. J.:* Biochemical Abnormalities in Fibromyalgia Syndrome. J. Musculoskeletal Pain 2, 3 (1994): 101–115.

42. *Russell, I. J. [et al.]:* Platelet 3H-imipramine uptake receptor density and serum serotonin levels in patients with fibromyalgia/fibrositis syndrome. J. Rheumatol. 19(1994): 104.

43. *Russell, I. J. [et al.]:* Serum amino acids in fibrositis/fibromyalgia syndrome. J. Rheumatol. 19 (1989): 158–163.

44. *Samborski, W. [et al.]:* Generalisierte Tendomyopathie (Fibromyalgie) – Diagnostische Wertigkeit vegetativer und funktioneller Symptome. Münch. med. Wschr. 1994; 136 (1995): 237–240.

45. *Scudds, R. A. [et al.]:* Improvements in pain responsiveness in patients with fibrositis after successful treatment with amitriptyline. J. Rheumatol. (Suppl 19) (1989): 98–103.

46. *Stratz, T. [et al.]:* Serotoninkonzentration im Serum bei Patienten mit generalisierter Tendomyopathie (Fibromyalgie) und chronischer Polyarthritis. Med. Klin. 88 (1993): 458–462.

47. *Stratz, T. [et al.]:* Die Therapie der generalisierten Tendomyopathie (Fibromyalgie) durch Blockierung der 5-HT3-Rezeptoren. Z. Rheumatol. 53 (1994): 335–338.

48. *Stratz, T., P. Mennet, W. Müller:* Blockierung der S2-Rezeptoren – ein neues Behandlungsprinzip bei der generalisierten Tendomyopathie (GTM). In: *Müller, W.* (Hrsg.): Generalisierte Tendomyopathie (Fibromyalgie) Darmstadt: Steinkopff, 1991, 289–297.

49. *Szechinski, J. [et al.]:* Wplyw kalcytoniny i substytucyjnej terapii hormonalney na przebieg fibromyalgii u kobiet w okresie okolomenopauzalnym Europäisches Symposium »Fibromyalgie«, 1994 (nicht publizierte Daten).

50. *Tavoni, A. [et al.]:* Evaluation of S-adenosylmethionine in primary fibromyalgia. A double-blind crossover study. Am. J. Med. 83 (1987): 107–110.

51. *Værøy, H. [et al.]:* Treatment of fibromyalgia (fibrositis syndrome): a parallel double-blind trial with carisoprodol, paracetamol and coffein (Somdadril comp) versus placebo. Clin. Rheumatol. 8 (1989): 245–250.

52. *Welin, M., M. L. Löwnertz, B. Bragée:* Is the pain in fibromyalgia NMDA-Receptor mediated? MYOPAIN 1995, San Antonio/Texas (USA) (Abstract) J. Musculoskel. Pain 3 (1995): 8.

53. *Wolfe, F., M. M. Cathey and D. J. Hawley:* A double-blind placebo controlled trial of Tenoxetin in fibromyalgia. Scand. J. Rheumatol. 23 (1994): 255–259.

54. *Wysenbeek, A. J. [et al.]:* Imipramine for treatment of fibrositis: a therapeutic trial. Ann. Rheum. Dis 44 (1985): 752–753.

55. *Yunus, M. B. [et al.]:* Plasma tryptophan and other amino acids in primary fibromyalgia: a controlled study. J. Rheumatol. 19 (1992): 90–94.

56. *Yunus, M. B., A. T. Masi, J. C. Aldag:* Short term effects of ibuprofen in primary fibromyalgia syndrome: a double-blind, placebo controlled trial. J. Rheumatol. 16 (1989): 527–532.

57. *Zaho, X. [et al.]:* Oxygen free radicals may be involved in the pathogenesis of fibromyalgia. MYO-PAIN 1995, San Antonio/Texas (USA) (Abstract) J. Musculoskel. Pain 3 (1995): 111.

Physikalische Therapie bei Fibromyalgie

C. Mucha

Einleitung

Da die Fibromyalgie durch spontane musku-lo-skelettale Schmerzen mit hauptsächlich stammnaher Lokalisation sowie periartikulär im Muskel-Sehnenansatz-Bereich großer Gelenke charakterisiert wird und diese Schmerzen von funktionellen und vegetativen Störungen begleitet werden, könnten physikalische Therapieformen im Therapieplan als wirksam erwartet werden.

Da für ihre Wirksamkeit die Anpassung an pathogenetische Entwicklungen notwendig ist, diese jedoch bei der Fibromyalgie noch weitgehend hypothetisch sind und multifaktoriell anzunehmen sind, kann sich die Zielsetzung der physikalischen Therapie nur am Symptom orientieren und wird deshalb erheblich erschwert.

Grundsätzlich bestehen folgende Ziele:

– Schmerzlinderung
– Muskeldetonisierung und Regulation der lokalen Durchblutung
– Lockerung des Bindegewebes
– Beseitigung von Fehl- und Schonhaltungen
– allgemeine Funktionsverbesserung bei Schutz vor Überlastung

Diese Ziele sind mit mehreren physikalisch-medizinischen Methoden erreichbar. Ihre Wahl wird in erster Linie von der Reaktionsfähigkeit auf die einzelnen physikalischen Therapieformen abhängen. Dabei ist man auf die klinische Beobachtung angewiesen, da die Pathogenese der Schmerzentwicklung und -unterhaltung bei der Fibromyalgie noch nicht näher geklärt sind.

Theoretische Vorbedingungen

Nach dem heutigen Kenntnisstand müssen mögliche metabolische Störungen im zentralen Schmerzregulationszentrum sowie neurohumorale Störungen in der Peripherie, die eine Schmerzschwellenerniedrigung hervorrufen, diskutiert werden. Gleichzeitig kann von einer reduzierten kardiopulmonalen Funktionskapazität und von Leistungsdefiziten im motorischen System ausgegangen werden. Lokale reduzierte aerobe Substratbedingungen (erniedrigter Gehalt an energiereichen Phosphaten, verminderte O_2-Spannung) mit lokalen Dysfunktionen der Durchblutungsregulation und elektromotorischer Aktivität (EMG-Aktivität unter ischämischen Belastungsbedingungen erhöht) geben Hinweise, die insgesamt für eine Dysbalance der Leistungsanpassung und damit gleichzeitig reduzierte Belastungsreserve bei diesen Patienten sprechen.
Ergebnisse (6), die durch ein aerobes Fitnesstraining zur Schmerzverminderung und Funktionsverbesserung bei diesen Patienten führten, könnten hier ihren Angriffspunkt erklären. Ein solches Training vermag die aeroben, kardiopulmonalen und motorischen Bedingungen zu verbessern und ggfs. über zentrale Endorphinwirkungen Schmerzen zu beeinflussen. Gleichzeitig wird das Leistungsprofil gesteigert, so dass diese Patienten ihren Alltagsanforderungen besser gewachsen sind.

Jacobsen und Mitarbeiter (4) konnten in kontrollierten Untersuchungen feststellen, dass bei Patienten mit Fibromyalgie eine reduzierte Muskelkraft unter isokinetischen und isometrischen Bedingungen vorliegt.

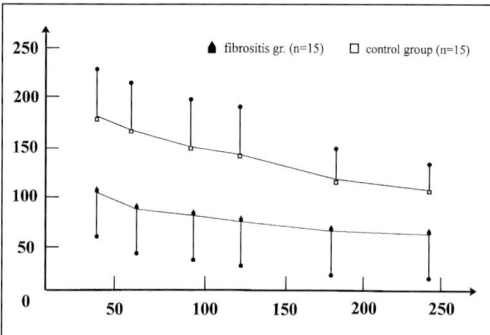

Abb. 1: Isometrische Kraftunterschiede am M. quadrizeps femoris bei Patienten mit Fibromyalgie und gesunder Kontrollgruppe (*Jacobsen* et al., 1987)

Lindh und Mitarbeiter (5) zeigten, dass Fibromyalgie-Patienten in isometrischen, konzentrischen und exzentrischen Tests eine reduzierte Kraft aufweisen und unter superponierter elektrischer Stimulation die Kraftentwicklung bei 79% aller Patienten gesteigert werden kann. Als Ursache kann eine Reflexhemmung, ggfs. durch Schmerzen oder Schmerzerfahrung diskutiert werden. *Lindh* und Mitarbeiter zeigten gleichzeitig, dass die maximale Kraftentwicklung bei exzentrischer Anspannung weniger reduziert ist als bei konzentrischer. Das Ergebnis kann durch eine verstärkte Antagonisten-Aktivität erklärt werden. Hierfür würden auch Befunde sprechen, die zum Teil eine insuffiziente Relaxation der Muskeln nachwiesen (7). Diese wiederum kann zur Energiekrise führen, so dass dann Befunde einer reduzierten ATP-Versorgung und solche einer verminderten Kapilarisation als morphologisches Substrat – wie einige Befunde zeigten – diese Hypothesen stützen könnten. Bei allen Übungs- und Trainingsmethoden, sofern sie wie in den zitierten Untersuchungen

in Gruppen stattfinden, müssen begleitende psychophysische Einflüsse diskutiert werden. Diese sind eher gruppenspezifisch und zeigen u. a. Wirkung auf Depression, Ängstlichkeit, Somatisation, Schlafstörung, Aggressivität, Affektlabilität und Kommunikationsstörung. Für diese Wirkungen scheinen frühere Erfahrungen mit körperlichen Aktivitäten sowie Persönlichkeitsstrukturen, in denen die Aggressivität einen oberen Skalenrand einnimmt, ausschlaggebend zu sein. Demgegenüber wird bei Patienten, bei denen die Depressivität überwiegt, eher ein gegenteiliges Ergebnis zu erwarten sein (8).

Die Erfolgsquote einzelner Therapien bei Fibromyalgie ist niedrig, unabhängig von der Art der Therapie. Bei der physikalischen Therapie zeigte *Schmidt* (9) durch Befragungsergebnisse, dass 76% der Fibromyalgiepatienten die Wirkung der physikalischen Therapie als günstig beurteilten, jedoch nur bei 37% ein anhaltender Effekt über Stunden bis Tage eintrat, bei 30% bis zu vier Wochen und bei 33% bis zu einem Monat. Allerdings gaben auch 38% der befragten Patienten an, die physikalische Therapie nicht gut vertragen zu haben, zum Teil entgegen objektiven Besserungen.

Da viele aufgeführte Befunde nicht in allen Untersuchungen einheitliche Ergebnisse zeigten, werden u. a. Unterschiede in den Patienten- und Untersuchungskollektiven diskutiert (10). Hier spielen vor allem Ausprägungsgrad und Dauer der Erkrankung offensichtlich eine nicht unerhebliche Rolle. Ebenso müssen Ausprägungsgrad der einzelnen Symptome und hiervon abhängig die Wahl der Therapiemittel diskutiert werden, dazu in besonderem Maß auch die Durchführungsform.

Durchführungsparameter

Bevor aktive Leistungsforderungen und damit Belastungen therapeutisch eingesetzt werden, ist immer die aktuelle Schmerzintensität mitzuberücksichtigen. Initial werden deshalb schmerzsenkende Maßnahmen vorgeschaltet bzw. in angepasster Kombination eingesetzt. Die am Körper großflächig verteilten Schmerzen mit Zentrierung auf die pathognomonischen Druckpunkte sowie periartikuläre Bindegewebsbereiche erfordern in der Regel solche analgesierenden Therapieformen, die allein schon von ihrer Applikationstechnik den notwendigen, großvolumigen Einbezug des Körpers erlauben. Zudem sollten sie auf Grund der vorgenannten pathogenetischen Konstellationen wenigstens folgende drei Einzelwirkungen vereinen: Schmerzmodulation, Muskelrelaxation, periphere Durchblutungssteigerung. Hierzu zählen in erster Linie CO_2-Bäder, hydrogalvanische Voll(-Stanger)-Bäder und Unterwassermassagen.

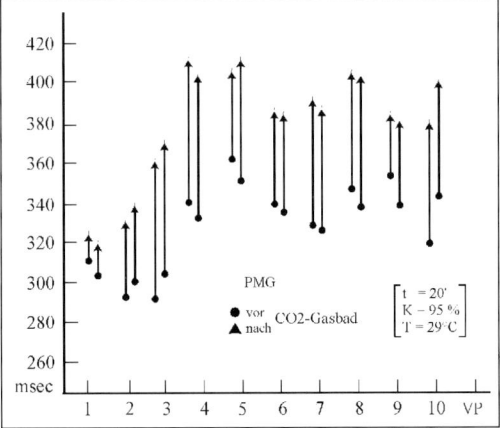

Abb. 2: Muskelrelaxationszeit der posturalen Rückenstrecker unter CO_2-Gasbädern (Photomotogramm)

Wesentliche Durchführungskriterien bei Applikation von CO_2-Bädern sind: Die Beachtung eines thermischen Ausgleiches der Patienten in der Vorbereitungsphase sowie seine korrekte Lagerung bei der Durchführung. Bei der Dosierung ist auf eine ausreichende Sättigung von 800 bis 1200 ml CO_2/Liter H_2O sowie eine Wassertemperatur von 32 °C und eine ansteigende Immersionsdauer von sechs bis zwölf Minuten zu achten.

Bei Stangerbädern und Unterwasser-Druckstrahlmassagen ist eine sensibel-schwellige

Dosierung von wenigstens 20 Minuten Dauer zu beachten. Bei allen Therapieformen muss eine entspannende Funktionslagerung während einer Nachruhephase von 30–45 Minuten eingehalten werden.

CO_2-Bäder
➡ 800–1200 ml CO_2/LH$_2$O, 32 °C, ansteigende Immersionsdauer von acht bis zwölf Minuten

Hydrogalvanische Vollbäder
➡ Kathodische Schaltung, sensibelschwellig, 20 Minuten

Unterwassermassagen
➡ Entlastungslagerung, 0,5–2 atü, 20 Minuten; 30 bis 45 Minuten Nachruhe in Funktionslagerung

---

Tab. 1: Kombinationsempfehlungen analgesierender/trophotroper Therapieformen bei Fibromyalgie

Dadurch sind synergistische Reaktionen auf Muskeltonusregulation, lokale Durchblutung sowie Schmerzschwellenempfindlichkeit zu erzielen.

Anschließend wird der Patient befähigt und bereit sein, ein spezifisches Bewegungsprogramm aufzunehmen, das auf Grund erzielter Teilausgleiche in bestehenden Muskel-Dysbalancen und einer ggfs. erzielten verbesserten Elastizität des Bindegewebes die betroffenen Muskeln und Sehnen in eine koordinierte Bewegung miteinzubeziehen erlaubt. Hierbei muss auf die individuelle funktionelle Ausgangsleistung des einzelnen Patienten geachtet werden, um Schmerzexazerbation durch Überlastung, vor allem infolge zu großer exzentrischer Arbeit (Kontraktion und gleichzeitige(s) Dehnung/Stretching der Muskulatur) oder durch zu hohe Arbeitsintensität zu vermeiden. Nach *Clark* und Mitarbeiter (1) stellt die richtige Dosierung und Durchführung der

Übungstherapie den Schlüssel für eine wirkungsvolle Bewegungstherapie bei Fibromyalgiepatienten dar. Besonders günstige Effekte sind durch Unterwasser-Bewegungsübungen und bei Patienten ohne gluteale myofasziale Tenderpoints auch durch Fahrrad fahren zu erzielen.

Für die Übungsbehandlung müssen Intensität, Dauer und Übungsfrequenz bestimmt werden. Die Intensität ist zwischen 60 bis 70% der maximalen Pulsrate festzulegen. Die Dauer und Frequenz muss individuell kalibriert werden, um eine Trainingsintensitätsform (TI) von wenigstens 42 zu erreichen. Die Trainingsintensität ist das Produkt von Intensität (Prozent der maximalen Pulsrate) x Abweichung (Minuten/ Trainingseinheit) x Frequenz (Anzahl der Trainingseinheiten/Woche). Daneben ist auf Schmerzverstärkung zu achten, da auch unter den angegebenen Bedingungen die Leistungsanforderung bei den Patienten zu Beginn weiter reduziert werden müsste.

Auch haltungsstabilisierende Übungsprogramme werden in ihrer Wirksamkeit mittels Durchführungsparameter maßgeblich mitbestimmt.

Gerade bei älteren Patienten ist die individuelle »persönliche Haltung« zu respektieren (3). Ein häufiger Fehler besteht in der Überforderung durch ein zu ehrgeiziges Anstreben einer »idealen Funktionshaltung«, die sich am gesunden Jugendlichen, nicht zuletzt Athleten, orientiert. Gerade bei Patienten mit zwanghaftem Verhalten führen willkürliche Korrekturbewegungen eher zur Symptomverschlechterung. Hier sind reflektorische, dynamische Einflussübungen zu wählen, die einen lockeren, eher spielerischen Charakter besitzen. Damit kann übertriebene Korrektheit und Perfektionismus vermieden werden. Darüber hinaus ist darauf zu achten, dass man ggfs. unter Teilentlastung schwächerer Muskelgruppen diese zentriert angeht und bei gegebener Leistungslimitierung verlängerte Erholungspausen mit kreislaufanregenden Übungen gestaltet. Schrittweise sollte eine solche Haltungsschulung auch Unterweisungen in leistungsadäquatem Selbstverhalten einschließen, wozu z.B. ergonomische Bewegungen für den Alltag und Beruf gehören.

Es ist nicht unwahrscheinlich, dass die von *Ferraccioli* und Mitarbeitern (2) beschriebenen Erfolge eines EMG-Biofeedback-Trainings gerade in der damit verbundenen leistungsadäquaten Intensitätssteuerung beruhen.

- Respektierung persönlicher Haltung
- Nutzung reflektorischer, dynamischer Übungstechniken
- Ausgleich gravierender Muskelschwächen unter Entlastungsbedingungen
- Entlastungspausen mit kreislaufanregenden Übungen
- Schulung ergonomischer Alltagsbewegungen
- Leistungsadäquate Intensitätssteuerung

Tab. 2:   Durchführungskriterien eines haltungsstabilisierenden Übungsprogrammes bei Patienten mit Fibromyalgie

Therapeutisches Gesamtkonzept

Obwohl die häufig zu findende Kälteempfindlichkeit bei Fibromyalgiepatienten zu den Hauptsymptomen gezählt werden sollte, kann sie unter therapeutischen Zielwirkungen auch im Rahmen der vegetativen Beschwerden eingeplant werden. Vor allem dürften hier die peripheren Mikrozirkulationsstörungen, die nicht selten als sympathische Fehlregulation gedeutet werden, im Sinne von therapeutischen Anpassungs- und Abhärtungsmaßnahmen angegangen werden. Serielle thermische Applikationsreize durch Kneippsche Anwen-

dungen oder durch Saunaanwendungen können nach *Yunus* und Mitarbeiter (12) in über
90% einen modulierenden Effekt auf Kälte-
und Wetterempfindlichkeit bewirken.

Diese Therapieformen, ebenso wie Übungs-
aktivitäten, erfordern langfristige Planung und
kontinuierliche Durchführung bei initialer
Dosierungsadaptation, um ihren Wirkungs-
effekt zu entfalten.

Akute und somit die Aufnahme dieser Aktivität begrenzende Beschwerden mit lokalem
Charakter müssen durch vorgeschaltete oder
kombinierte Therapieformen reduziert werden. Hierfür bietet die Elektrotherapie, vor allem auch als transkutane Nervenstimulation,
mit möglicher Applikation im Bereich der
Tenderpoints bis zu 70% eine Besserung.

Solange die Therapie symptom- und befund-
orientiert gestaltet werden muss, wird ihre
Wirksamkeit vor allem durch die richtige Abstimmung einer Kombinationstherapie, die
einmal die Beseitigung lokaler Symptome
zum Ziel hat, zum anderen in additiver und
chronologisch gestufter Reihe durch serielle
Trainingsreize funktionelle Defizite beeinflusst. Gleichzeitig sollten bekannte pathogenetische Hinweise in die Indikation einbezo-
gen werden.

Damit können die Leistungsbreite des Patienten erhöht und funktionelle Dekompensatio-
nen aufgefangen werden. Resultierende Be-
hinderungen werden nach *Wolfe* (11) verzö-
gert, minimiert oder verhindert.

Reduzierte kardiopulmonale Funktionskapazität

➼ aerobes Ausdauertraining

Reduzierte motorische Funktionskapazität
– ATP $\downarrow$, PO$_2$ $\downarrow$
– Atrofietendenz Typ-II-Fasern, verkürzter Sarkomerabstand, Fett-, Glykogenablagerung
– EMG-Aktivität $\uparrow$, unter Belastung und Ischämie

➼ gezielter Ausgleich von Muskeldysbalancen (EMG-Biofeedback), leistungsgesteuertes
   Muskeltraining (z.B. isokinetisch), Haltungsschulung

Besondere psychophysische (und soziale) Konstellationen
– Schlafstörungen mit EEG-Veränderungen und NREM-Phasen
– in Persönlichkeitsstruktur vorhersehend: Aggressivität und Beherrschtheit
– Funktionelle Begleitsymptome (Spannungskopfschmerzen, Dysästhesien,
   Dermografismus, Colon irritabile, Schwitzen, kalte Akren u. a.)

➼ Übungs- und Bewegungstraining in Gruppen, Sporttherapie

Tab. 3:   Hinweisende pathogenetische Befunde und physikalische Therapieansätze bei Fibromyalgie

Literatur

1. *Clark, Sh. R.:* Prescribing exercise for fibromyalgia patients. Arthritis-Care-res. 7 (1994): 221–225.
2. *Ferraccioli, G. [et al.]:* EMG-Biofeedback Training in fibromyalgia syndrome. J. Rheumatol. 14 (1987): 820–825.
3. *Hartmann, F.:* Mehrdimensionalität fibromyalgischer Syndrome. Therapiewoche 37 (1987): 308–314.
4. *Jacobsen, S., B. Danneskiold-Samsoe:* Isometric and isokinetic muscle strength in patients with fibrositis syndrome. Scand. J. Rheumatol. 16 (1987): 61–65.
5. *Lindh, M. H. [et al.]:* Studies on maximal voluntary muscle contraction in patients with fibromyalgia. Arch. Phys. Med. Rehabil. 75 (1994): 1217–1222.
6. *McCain, G. A.:* Role of physical fitness training in the fibromyalgia syndrome. Am. J. Med. 81 (1986): 73–77.
7. *Mengshoel, C. M. [et al.]:* Muscle fatique in early fibromyalgia, J. Rheumatol. 22 (1995): 143–150.
8. *Rosen, N. B.:* Physical medicine and rehabilitation. Approaches to the management of myofascial pain and fibromyalgia syndromes. Baillière's Clin. Rheumatol. 8 (1994): 881–915.
9. *Schmidt, K. L.:* Physikalische Therapie der generalisierten Tendomyopathie. In: *Müller, W.,* (Hrsg.): Generalisierte Tendomyopathie. Darmstadt: Steinkopf-Verlag, 1991.
10. *Simms, R. W.:* Controlled trials of therapy in fibromyalgia syndrome. Baillière's Clin. Rheumatol. 8 (1994): 917–933.
11. *Wolfe, F.:* Fibromyalgia: Whither treatment? J. Rheumatol. 15 (1988): 1047–1049.
12. *Yunus, M. [et al.]:* Primary fibromyalgia (fibrositis): Clinical study of 50 patients with matched normal controls. Seminars in Arthritis and Rheumatism 11 (1981): 151–171.

Dualistisches Therapiekonzept für weichteilrheumatische Krankheiten (Fibromyalgie und statisch-myalgisches Syndrom)

H. Menninger, W. Behringer, F. Hartmann

Einleitung

Nicht-entzündliche weichteilrheumatische Erkrankungen sind aus epidermiologisch-volkswirtschaftlicher Sicht die Problemkrankheit Nummer 1 für Patienten, Ärzte und Leistungsträger. Denn nach weit verbreiteter Ansicht wird die Ätiopathogenese weichteilrheumatischer Erkrankungen als unbekannt hingestellt; kausal orientierte Therapieansätze seien nicht möglich; das Beschwerdebild würde unaufhaltsam fortschreiten und häufig zu Frühberentungen führen. Hieraus resultiere ein enormer Kostenaufwand.

Der Beitrag soll die Notwendigkeit der prinzipiellen Unterscheidung zweier weichteilrheumatischer Erkrankungen aufzeigen, des statisch-myalgischen Syndroms (SMS) und der Fibromyalgie.

➤ periphere Komponente (gestörte Haltungs- und Bewegungsmuster)
  • statisch-myalgisches Syndrom (ICD-9: 728.3)
  • sternosymphysales Syndrom *(Brügger)*
  • Schichten-Syndrom *(Janda)*
  • myofasziales Schmerzsyndrom
  • Periarthropathien

➤ zentrale Komponente (psychovegetativ)
  • Fibromyalgie/Fibrositis (ICD-9: 729.0)
  • somatoformes Psychosyndrom (ICD-10: F45)
  • vegetative Dystonie

Tab. 1: Weichteilrheumatismus – Dualistisches Konzept

Beide Krankheitsbilder sind gekennzeichnet durch zur Generalisation neigende Schmerzen. Sie werden deshalb oft miteinander verwechselt, was zwangsläufig zu frustranen, fehlschlagenden Therapieversuchen führen muss.

Statisch-myalgisches Syndrom (SMS)

Definition

Das SMS ist klinisch gekennzeichnet durch Tendomyopathien im Schulter-Nacken-Bereich, Rücken und Beckengürtel mit Ausstrahlungsschmerzen bis in die Extremitäten. Das Krankheitsbild entwickelt sich auf dem Boden von oft jahrelang zuvor inapparent gebliebenen Störungen von Statik und Bewegungsmustern des Achsenskeletts oder der Extremitätengelenke.

Blutuntersuchungen fallen in der Regel unauffällig aus. Bildgebende Verfahren wie Röntgenuntersuchungen oder MRT zeigen meist nur Veränderungen, die das Beschwerdebild nicht erklären.

Pathophysiolgie

Den Schmerzen beim SMS liegt ein vermehrter nozizeptiver Impulseinstrom aus der Körperperipherie zu Grunde, der über normale nervale Verknüpfungen zwischen Körperperipherie und ZNS reaktiv zu schmerzhaften Muskelverspannungen führt. Wie am einzelnen Muskel die palpablen Verspannungen und die subjektiv empfundenen Schmerzen zu Stande kommen, ob hier lokale Überlastungen oder auch zentralnervöse Pathomechanismen eine Rolle spielen, ist noch umstritten.

Brügger betrachtet die Entstehung des Schmerzes als eine sinnvolle Reaktion des Körpers, die ihn im Rahmen eines »nozizeptiven somatomotorischen Blockierungseffektes« (1) zur Flucht vor dem schädigenden Agens bzw. zur Einnahme einer schützenden Körperhaltung leiten soll. Die reflektorische Schmerzhaftigkeit bestimmter Bewegungsmuster wird von *Brügger* als »Aktionsschmerz« (»Tendomyose«) (2) bezeichnet. Dieser Aktionsschmerz »bildet gleichsam einen Schonungsappell an das Individuum« und hat einen »pathoneurophysiologischen Bremseffekt gegen gewebliche Fehlbeanspruchungen oder Überbeanspruchungen« (2).

Janda (3) betont die Beziehung zwischen den antagonistischen Muskelpaaren: verkürzt sich der Agonist und wird hyperton, so atrofiert der Antagonist und wird schwach. Auf dieser Prämisse aufbauend, hat er das Untere und Obere Kreuzsyndrom bzw. das Schichtensyndrom (als Summe aus beiden) beschrieben.

Travell und *Simons* (4) heben die Rolle von Triggerpunkten in der Muskulatur hervor, die auf Grund ihres Ausstrahlungsschmerzes zur Generalisation eines zunächst lokalen Schmerzereignisses beitragen können.

Pathogenese

Der erhöhte nozizeptive Impulseinstrom wird genährt durch diverse disponierende Faktoren.

Strukturstörungen	Funktionsstörungen

• Arthritis
• Arthrose
• Keilwirbel
• andere
	• hypomobile Formen
	  – einseitige körperliche Belastung
	  – sitzender Beruf
	  – allgemeiner Bewegungsmangel
	  – körperliche Dauerbelastung
	  – Fehlhaltung der Wirbelsäule
	• hypermobile Formen
	  – konstitutionelle Gelenkhypermobilität
	  – schwaches Muskelkorsett

Tab. 2: SMS: disponierende Faktoren (subklinische Anhebung des nozizeptiven Impulseinstroms)

Hierzu gehören einerseits jegliche Art von Strukturstörungen (die dann auch labortechnisch oder radiologisch erkennbar sind). Andererseits können bei intakten Strukturen auch Funktionsstörungen zu einer subklinischen Anhebung des nozizeptiven Impulseinstroms führen. Bei Hinzutreten aktivierender Faktoren wird dieser Impulseinstrom überschwellig mit dem Ergebnis »Schmerzempfindung« als Endprodukt des Geschehens.

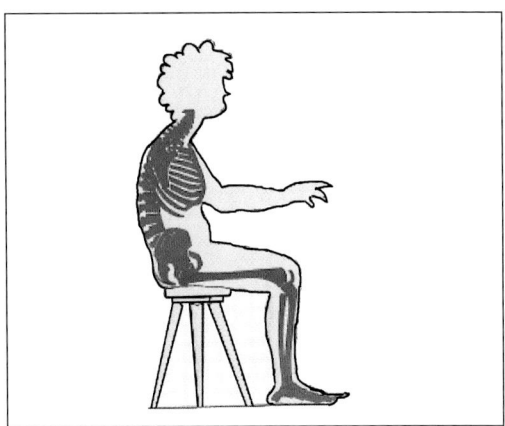

Abb. 1a: Kyphotische Fehlhaltung

- Akute Verschlechterung disponierender
  Faktoren
- Kälte
- Nässe
- Schlafmangel
- Traumen
- Interkurrente Erkrankungen

Tab. 3:   SMS: aktivierende Faktoren (überschwellige Anhebung des nozizeptiven Impulseinstroms)

Solche Funktionsstörungen mit unauffälligem technischem Untersuchungsergebnis sind häufig zu beobachten. Dabei lassen sich hypomobile von hypermobilen Formen unterscheiden. Zur Hypomobilität der Wirbelsäule neigen Individuen mit

- einseitiger körperlicher Belastung
- sitzenden Berufen
- allgemeinem Bewegungsmangel
- körperlicher Dauerbelastung
- und sonstigen Ursachen für eine Fehlhaltung von Wirbelsäule oder Gelenken.

Auf Grund der phylogenetischen Entwicklung vom Vierbeiner zum Zweibeiner neigt der Mensch zu einer vornübergebeugten Haltung, bei der Symphyse und Sternum einander genähert sind. Diese kyphosierende Fehlhaltung wird von *Brügger* (5) als sternosymphysale Belastungshaltung bezeichnet (Abb. 1a); sie stellt die häufigste Fehlhaltung in unserer Zivilisationsgesellschaft dar.

Dabei kommt es oft auch zu Skoliosierungen funktioneller Genese (auf dem Boden eines schwachen Muskelkorsetts).

Zu unterscheiden sind jedoch auch hypermobile Formen mit der konstitutionell bedingten Gelenkhypermobilität als Hauptsyndrom. Hierbei liegt ein Missverhältnis von stabilisierender Muskelkraft und Überdehnbarkeit des Bandapparates zu Grunde. Insbesondere weibliche Individuen ab dem 2. und 3. Lebensjahrzehnt werden hiervon betroffen. Die Beschwerden können so ausgeprägt sein, dass sich der Verdacht einer Systemerkrankung aufdrängt. Während das Becken bei der sternosymphysalen Belastungshaltung verstärkt nach dorsal aufgerichtet wird, ist es bei der Hypermobilität vermehrt nach ventral gekippt, so dass hier unterschiedliche krankengymnastische Techniken zum Einsatz kommen müssen (Abb. 1b).

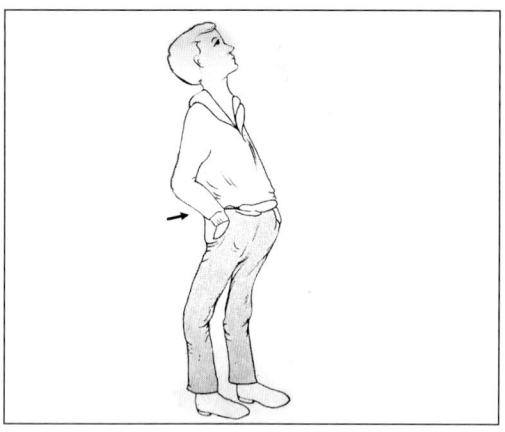

Abb. 1b: Hyperlordosierung bei Hypermobilität

Das SMS nimmt häufig folgende Entwicklung:

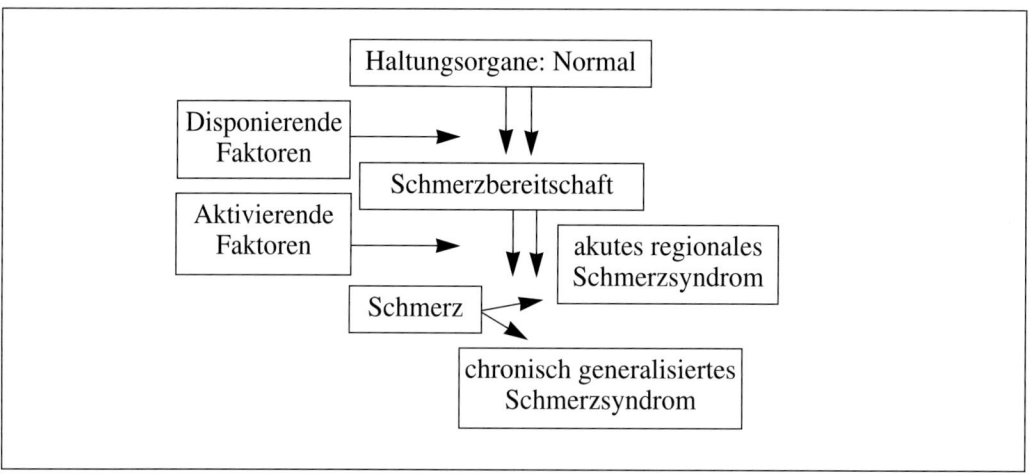

Abb. 2: SMS: Ätiopathogenese

Unter dem Einfluss oft jahrelang bestehender disponierender Faktoren (Tabelle 2) entsteht eine funktionelle Fehlhaltung von Wirbelsäule oder Extremitäten mit Störung der Bewegungsmuster, bei der der nozizeptive Impulseinstrom aus der Körperperipherie unterschwellig angehoben wird und eine latent verbleibende Schmerzbereitschaft bedingt. Der Einfluss oft nur kurz einwirkender aktivierender Faktoren (Tabelle 3) führt dann zum regionalen oder generalisierten Schmerz.

Klinisches Bild

Der Schmerz beim SMS generiert sich vorwiegend in der Muskulatur und den Bandstrukturen. Prädilektionsstellen sind Nacken und Kreuz mit Ausstrahlung in die zugehörigen Myotome der Extremitäten (Cervicobrachialgien, lumboischialgiforme Beschwerdebilder). Der Schmerz wird durch Belastung und Bewegung provoziert und hat einen ziehenden, reißenden Charakter. Insbesondere an der Muskulatur lassen sich mit klinischen Untersuchungstechniken eindeutige Befunde sichern: Verkürzung und Verhärtung der Agonisten, Abschwächung und Atrofie der Antagonisten, Triggerpunkte (die sich vorwiegend in der »Haltemuskulatur« finden) sowie Fehlstatik und gestörte Bewegungsmuster von Achsenskelett und/oder peripheren Gelenken. Die Suche nach gestörten Bewegungsmustern

sind Laboruntersuchungen und bildgebende Verfahren einzusetzen.

Therapieprinzipien

Auf dem Boden dieser ätiopathogenetischen und klinischen Vorstellungen lässt sich die Behandlung in einer kausal orientierten Weise ausrichten.

• Agonisten:	⇨ Verkürzung
	⇨ Verhärtung
	⇨ Triggerpunkte
• Antagonisten:	⇨ Abschwächung
	⇨ Atrofie
• Triggerpunkte:	
• Achsenskelett und/oder periphere Gelenke:	⇨ Fehlstatik
	⇨ gestörte Bewegungsmuster

Tab. 4: SMS: Hauptbefunde

⇨ Behebung disponierender Faktoren, insbesondere

• habituell erworbene Fehlhaltung der WS

• Bewegungsarmut

⇨ Behebung pathologischer Befunde an Haltungs- und Bewegungsorganen durch krankengymnastische und physiotherapeutische Maßnahmen

Tab. 5: SMS: Behandlungsprinzipien – kausal orientiert

ergänzt deshalb die Untersuchung der Statik wesentlich. (Dies hat *Wagenhäuser* [persönliche Mitteilung] veranlasst, beim SMS nach einer noch besseren Bezeichnung zu suchen, etwa »statisch-dynamisches Myalgie-Syndrom«.) Vielleicht sollte man in Analogie zum Begriff des metabolischen Syndroms ganz einfach vom motorischen Syndrom sprechen.

Differenzialdiagnose

Am wichtigsten ist die Unterscheidung rein funktioneller Formen des SMS von strukturell bedingten. D.h., es muss eine Abgrenzung vorgenommen werden zu Osteoporose, Bandscheibenschäden, Tumoren, Unfallfolgen usw. Weiterhin müssen die Polymyalgia rheumatica, Entzündungen der Wirbelsäule (Spondylarthropathien, bakterielle Infektionen) abgegrenzt werden. Bei entsprechendem Befund

• Behebung der disponierenden Faktoren,
• d.h. bei hypomobilen Formen Korrektur der Fehlhaltung und Behebung der Bewegungsarmut durch Bewegungstherapie einschließlich

• Behebung pathologischer Einzelbefunde wie die Dehnung verkürzter und die Kräftigung abgeschwächter Muskeln.

Ziel ist, dass sich das Haltungs- und Bewegungsmuster normalisiert; erst dann besteht die Chance, dass der Betroffene dauerhaft beschwerdefrei wird.

Diese Behandlung ist anstrengend; sie fordert von Patient und Behandler hohen mechanischen Kraftaufwand (wichtiger Unterschied zur krankengymnastischen Behandlung bei FM).

Fibromyalgie (FM)

In der Literatur ist die Beschreibung der Fibromyalgie so buntscheckig wie die Erkrankung selber. Dabei hat die Diskussion um die Erfassung von Druckpunkten (Messtechnik und Anzahl von »tender points«) den praktisch-klinischen Zugang zum eigentlichen klinischen Problem vielfach verstellt und zu der weit verbreiteten Ansicht geführt, man müsse nur die zwölf oder 18 charakteristischen Druckpunkte palpieren und schon sei man bei Bestätigung oder Ausschluss der Diagnose angelangt. Aus den sich hieraus ergebenden Fehleinschätzungen in Diagnose und Therapie musste sich dann zwangsläufig eine allgemeine Hilflosigkeit gegenüber diesem Krankheitsbild entwickeln, die bei Arzt und Patient gleichermaßen zu Frustration führen musste. Es ist hingegen möglich, das Grundgerippe dieser Erkrankung, auf welches als erste *W. Müller* et al. (6) bereits in den 70er Jahren hingewiesen haben, mit den üblichen Begriffen klinischer Medizin zu analysieren und hieraus therapeutisch wichtige Rückschlüsse abzuleiten.

Definition

Bei den Patienten mit FM, die in Klinik und Ambulanz vorstellig werden, besteht eine charakteristische Trias von Schmerzen, vegetativen Beschwerden sowie Allgemeinerscheinungen.

• Schmerzen
   (zur Generalisation
   neigend)
	• vegetative Beschwerden
	   – Gelenke
	   – Magen/Darm
	   – Muskulatur
	   – Hals
	   – Haut
	   – Kopf
	   – Herz
		• Allgemeinbeschwerden
		   – Schlafstörung
		   – depressive Verstimmung
		   – Leistungsabfall

⇙	⇑	⇗
	TRIAS	

Tab. 6:   FM: Definition

Wie beim SMS werden die Schmerzen oft auf Muskeln und Bänder bezogen, lassen sich jedoch durch die manuelle Untersuchung auch in Haut und Unterhaut lokalisieren. Es handelt sich dabei um einen nonselektiven Schmerz im Sinne einer generalisierten Hyperalgesie. Abweichend vom SMS finden sich beim FM die Schmerzen zumeist generalisiert, d.h. in der oberen und unteren Körperhälfte, und zwar in symmetrischer Verteilung. Die Schmerzen können aber in Frühstadien wie beim SMS auch lokalisiert auftreten, was die Differenzialdiagnose erschwert. Die Schmerzen bei FM werden besonders in Bewegung, in schwereren Fällen auch in Ruhe, dann auch nachts empfunden; sie werden durch jegliche Art von Stress verstärkt und klingen unter Ruhebedingungen (Urlaub) charakteristischerweise ab, was vielfach differenzialdiagnostisch an einen demonstrierten Schmerz wegen Rentenbegehren denken lässt. Die Schmerzqualität wird schillernder als beim SMS beschrieben (schneidend, stechend, bohrend, brennend, als wenn ein Wurm durch den Körper ziehen würde).

Bei den Allgemeinbeschwerden fällt ein Leistungsabfall auf mit verminderter Konzentrations- und Merkfähigkeit, eine Unfähigkeit zur weiteren Ausführung regelmäßiger beruflicher Tätigkeiten sowie häufig eine nur schwer erkennbare, aber doch vorhandene und tief in der Seele sitzende depressive Verstimmung.

Pathogenese

Versucht man die Vielfältigkeit der klinischen Beschwerden in Richtung einer gemeinsamen möglichen Ursache zurückzuverfolgen, dann kommt nur eine funktionelle zentralnervöse Störung der Nozizeption in Betracht bei allerdings (abweichend vom SMS) normalem nozizeptiven Impulseinstrom aus der Körperperipherie. Als Ursache ist möglicherweise psychosozialer Stress (im weitesten Sinne) verantwortlich: Familiendramen, finanzielle Sorgen, Dauerärger im Zusammenleben mit Lebenspartnern und sonstigen Familienangehörigen oder Arbeitsplatzprobleme. Allesamt sind Probleme aus der üblichen Lebenswelt und insofern banal, da sie wegen ihrer Vielfältigkeit bei Anwendung formaler psychopathologischer Testverfahren schwerlich als krankmachendes Agens erkannt werden.

Klinisches Bild

Der anamnestischen Trias entspricht die klinische Trias von:

- nonselektiver Druckschmerz am Integument,

- vegetativer Stigmata einschließlich Schlafstörungen

- und depressiver Verstimmung.

Prinzipiell finden sich an der Muskulatur nicht die für das SMS typischen Muskelzeichen, jedoch kann die FM mit einem SMS assoziiert sein (7).

Verlauf

In einer aktuellen Publikation (8) werden in hohem Maße zur Selbstausheilung neigende Verläufe beschrieben. Man gewinnt jedoch oft den Eindruck chronisch rezidivierender Schmerzphasen, die von gelegentlichen Stimmungshochs anlässlich eines (freilich frustran verbleibenden) diagnostischen und therapeutischen Eingriffs unterbrochen werden.

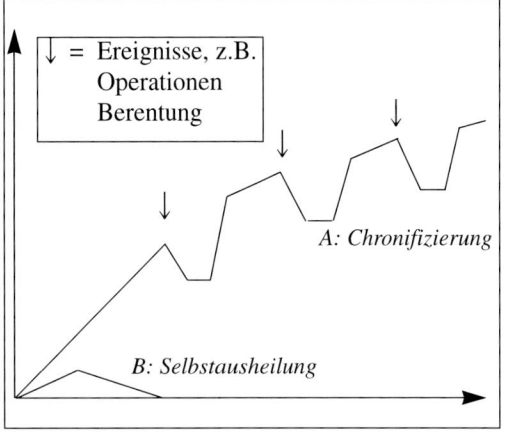

Abb. 3: FMS: Verlaufsformen

Da man allerdings kaum 80jährige mit FM sieht, muss man von einer spontanen Terminierung des Krankheitsbildes bzw. Verlagerung der Symptomatik von den Haltungs- und Bewegungsorganen auf andere Organe ausgehen.

Differenzialdiagnose

Differenzialdiagnostisch ist immer ein SMS auszuschließen, obgleich SMS und FM miteinander assoziiert auftreten können. Daneben sind Systemerkrankungen wie eine Polymyalgia rheumatica, eine Kollagenose oder eine Paraneoplasie auszuschließen, da diese ähnliche Beschwerden hervorrufen können. Insbesondere ist auch an eine Pannikulose zu denken. Nach *Senn* (persönliche Mitteilung) ist dieses Krankheitsbild oft mit einer FM vergesellschaftet. Es führt zu Weichteilpolstern im Bereich der Knieinnenseite, der Oberschenkel, am Gesäß und im Schultergürtel und verursacht hier Spontanschmerzen mit einem charakteristischen Kneifschmerz; objektiv

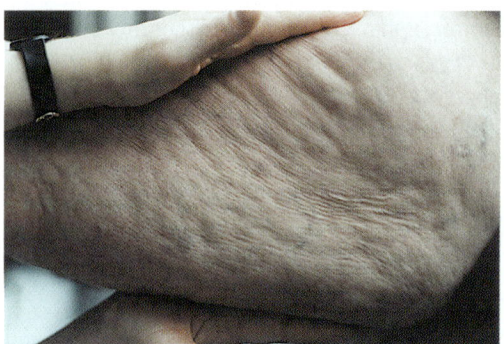

Abb. 4: Orangenhautphänomen

findet sich hier das Orangenhautphänomen. (Abb. 4). Diesem liegt eine möglicherweise reaktiv bedingte Lymphabflussstörung mit hohem Morbiditätsgrad zu Grunde, die ihrerseits ebenfalls bei den Funktionskrankheiten eingeordnet wird (9).

Therapieprinzipien

Akzeptiert man psychosozialen Stress als Hauptursache der FM, so gelangt man zu einer

Wertung der diversen Therapiemaßnahmen. Am wichtigsten ist die Auffindung der Stressursachen, was vielfach entweder schlichtweg unmöglich oder nur in wiederholten vertrauensvollen Gesprächen möglich ist. Bereits das Gespräch führt jedoch oft zu einer ausreichenden Entlastung und Besserung der Beschwerden. Öffnet sich ein Patient nicht dem Gespräch, dann ist eine kausale psychosomatische Behandlung unmöglich.

In einem kausal orientierten Konzept ist es auch entscheidend, dem zentralen Nervensystem zu einem normalen Reaktionsmuster auf äußere Reize zu verhelfen. Oft erleben wir bei unseren Patienten eine ungesunde Lebensführung, bei der nach dem Aufstehen morgens nur ein heißes Duschbad genommen wird; um dann richtig in Gang zu kommen, wird reichlich Kaffee und Tee aufgenommen.

Abends können die Patienten nicht einschlafen, schlafen nur unruhig und müssen Schlafmittel verwenden. Eine morgendliche Dusche, zunächst unter heißem, dann ganz kaltem Wasser sowie der Verzicht auf Kaffee und Tee fördern abends das frühzeitige Einschlafen und tragen so zur Entwöhnung von Schlafmitteln bei.

Krankheitszeichen	krankhaftes Verhalten	Therapie
Aufwachen unausgeschlafen	warme Dusche	warme, dann kalte Dusche
Untrainiertheit	viel Kaffee/Tee	kein Kaffee/Tee
	Vermeidung von Sport	Aufbautraining
Einschlafstörung	Alkohol Schlafmittel	abendlicher Spaziergang

Tab. 7: FM: Lebensführung

Viele Patienten setzen sich ferner keiner spielerisch-sportlichen Betätigung aus; ein schonendes körperliches Aufbautraining, welches anfangs passive Maßnahmen, später aktive Behandlungsformen bevorzugt, fördert die allgemeine Körperfitness, ohne die das Krankheitsbild nicht überwunden werden kann. Antidepressiva, wie das Amitriptylin, besitzen neben dem antidepressiven auch einen zentral analgetischen Effekt und können in sinnvoller Weise das Behandlungskonzept zur Förderung der Gesprächsbereitschaft abrunden, sollten jedoch nicht die anderen Therapiemaßnahmen ersetzen oder auf Dauer gegeben werden (7).

rheumatischen Syndromen; insbesondere werden dabei die divergenten therapeutischen Ansätze hervorgehoben. Das Konzept basiert auf empirisch erarbeiteten ätiopathogenetischen Vorstellungen, wonach das SMS mit einem erhöhten peripheren nozizeptiven Impulseinstrom, die FM mit einer gestörten zentralnervösen Verarbeitung eines normalen peripheren Impulseinstroms einhergeht. Man kann deshalb aus didaktischen Gründen in einem dualistischen Konzept eine periphere Form von einer zentralen Form des Weichteilrheumatismus abgrenzen (vgl. Tabelle 1).

Während man nun im klinischen Alltag der reinen Form des hier dargestellten SMS häufig begegnet, sieht man die reine FM selten.

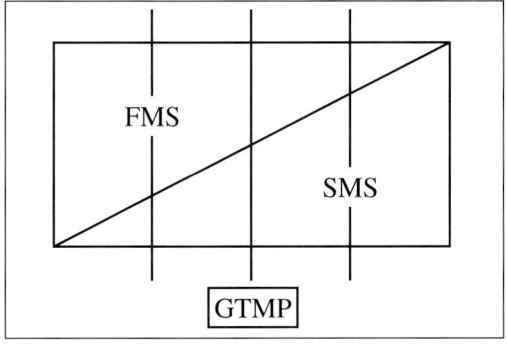

Abb. 5: Gemeinsames Vorkommen von FMS und SMS (nota bene: unterschiedliches Mischungsverhältnis möglich)

Auch bei der GTMP kommt man nicht um eine sorgfältige Schmerzanalyse herum. Ein Teil der Schmerzen wird sich nur durch eine gezielte lokale Behandlung einschließlich manualtherapeutischer Verfahren, Lokalinfiltrationen, Massage und krankengymnastischer Behandlung beheben lassen; andere Beschwerdekomplexe des GTMP werden nur durch eine gesprächstherapeutische oder psychosomatisch orientierte Behandlung angehbar sein.

Schlussfolgerungen

Tabelle 8 verdeutlicht die Unterschiede zwischen den beiden hier dargestellten weichteil-

Nomenklaturfragen

Im ICD sind die o.a. Syndrome an entsprechender Stelle berücksichtigt (vgl. Tabelle 1). Der Begriff »generalisierte Tendomyopathie« hat in die offizielle Nomenklatur keinen Eingang gefunden. Trotzdem ist dieser Begriff sehr sinnvoll, da er mit der Betonung von Tendomyopathien die statisch-myalgische und mit der Hervorhebung des generalisierten Schmerzphänomens die fibromyalgische Schmerzkomponente betont. Der Begriff GTMP sollte deshalb für alle jene Fälle eingesetzt werden, bei denen SMS und FM gemeinsam vorkommen, und dies ist gewiss die Mehrzahl der FM-Patienten.

	SMS	FM
• Ätiopathische Störfaktoren	peripher	zentral
• Anamnese		
– Schmerz eher	lokalisiert	generalisiert
– vegetat. Organsymptomatik	–	+++
• Befund		
– Fehlstatik	+++	–
– segm. Blockierungen	++	–
– Kibler-Falte	++	–
– depress. Verstimmung	–	+++
• Kausale Therapieansätze		
– Kräftigung/Dehnung	+++	+
– Koordinationsübungen	+++	+
– passive Physiotherapie	+	+++
– psychosomatische Therapie	–	+++
– Medikamente	NSAR/Analg.	Antidepr.

Tab. 8: WTR nicht-entzündlicher Genese: Dualistisches Konzept

Vielmehr ist die FM in der Regel mehr oder weniger stark von einer Fehlstatik überlagert (13).

Die beiden Krankheitsbilder sind oft so eng miteinander verknüpft, dass sich der Hinweis auf die Doppelbedeutung des Wortes Haltung aufdrängt: biomechanische Haltung im Sinne von Statik (englisch: posture) und Haltung im Sinne einer seelischen Verfassung (französisch: contenance). Für diese Fälle bringt der von *Müller* (6) eingeführte Begriff der *generalisierten Tendomyopathie* den wesentlichen Kern optimal zum Ausdruck.

Für die Individualtherapie ist es dann entscheidend, dem dualistischen Konzept folgend die periphere und zentrale Schmerzkomponente gegeneinander sorgfältig abzuwägen (11). Auf eine sorgfältige Schmerzanalyse kann man nicht zum Zwecke einer kausal orientierten Schmerztherapie verzichten.

Literatur

1. *Brügger, A.:* Die Funktionskrankheiten des Bewegungsapparates: Ein neues Konzept für häufige Schmerzsyndrome. Akt. Rheumatol. 12 (1987): 314–318.
2. *Brügger, A.:* Kinesiologische Aspekte der Funktionsbehinderungen in Haltung und Bewegung. Z. Fk. 6, 1/2 (1993): 3–18.
3. *Janda, V.:* Muscles and Back Pain. Assessment and Treatment, Movement Patterns, Motor Recruitment. Introductory Workshop Handouts. Vancouver: Physical Medicine Research Foundation, 1994.
4. *Travell, J. G., D. G. Simons:* Myofascial Pain and Dysfunction. The Trigger Point Manual. Volume 2., Baltimore – Hongkong – London – Munich – Philadelphia – Sydney – Tokyo: Williams & Wilkins, 1992.
5. *Brügger, A.:* Die Erkrankungen des Bewegungsapparates und seines Nervensystems. Grundlage- und Differenzialdiagnose. Ein interdisziplinäres Handbuch für die Praxis. Stuttgart – New York: Fischer-Verlag, 1986.
6. *Müller, W. [et al.]:* Die generalisierte Tendomyopathie (generalisiertes Fibrositis-Syndrom). Internist. Welt 7 (1981): 268–277.

7. *Menninger, H., W. Behringer:* Ist die Fibromyalgie eine unheilbare Krankheit? Forschung und Praxis Nr. 195 (1995): 3–6.

8. *Granges, G., P. Zilko, G. O. Littlejohn:* Fibromyalgia Syndrome: Assessment of the Severity of the Condition 2 Years After Diagnosis. J. Rheumatol. 21 (1994): 523–529.

9. *Brügger, A.:* Über vertebrale, radikuläre und pseudoradikuläre Syndrome, Teil 2: Pseudoradikuläre Syndrome. Basel: Geigy, 1962.

10. *Müller, W.:* Muskelschmerzen bei lokalisierten und generalisierten Tendomyopathien. Internist 28 (1987): 659–667.

11. *Menninger, H.:* Funktionelle Syndrome: Dualistisches Konzept für weichteilrheumatische Krankheiten. Akt. Rheumatol. 20 (1995): 1–3.

12. *Menninger, H.:* Reflexmechanismen als Ursache von lokalen und generalisierten Tendomyopathien (GTM). In: *Müller, W.* (Hrsg): Generalisierte Tendomyopathie (Fibromyalgie). Vorträge anlässlich des Symposiums über Generalisierte Tendomyopathie (Fibromyalgie) 27.–30. 6. 1990 in Bad Säckingen. Darmstadt: Steinkopff, 1991.

13. *Hiemeyer, K., R. Lutz, H. Menninger:* Generalisiertes Auftreten von schmerzhaften Druckpunkten an Sehnen und Muskeln beim habituellen Rundrücken – ein Beitrag zur Diskussion um das Fibromyalgiesyndrom (FMS). Akt. Rheumatol. 14 (1989): 193–201.

Fibromyalgie: Psychopathologie und Psychotherapie

P. Keel

Ätiologie, Psychopathologie

Der heutige Stand des Wissens weist in die Richtung, dass die Fibromyalgie am ehesten eine funktionelle, zentralnervöse Ursache hat und zu den psychosomatischen Störungen gerechnet werden muss *(Goldenberg,* 1990). Neben dem Fehlen von organischen Läsionen sprechen dafür auch die enge Verwandtschaft zum Colon irritabile sowie das Vorkommen weiterer funktioneller Beschwerden wie Schlafstörung, Migräne, Globusgefühl etc. *(Masi* und *Yunus,* 1986). Zudem finden wir mit großer Regelmäßigkeit Persönlichkeitsmerkmale, die für Patienten mit psychosomatischen Störungen charakteristisch sind.

Konfliktleugnung:	keine anderen Probleme außer den Körpersymptomen
Alexithymie:	Unfähigkeit, vor allem unangenehme Gefühle wahrzunehmen
Perfektionismus:	Zwang, immer allen alles recht zu machen
Angst vor Abhängigkeit:	forcierte Selbstständigkeit/Überlegenheit
Unfähigkeit zu genießen:	Arbeitssucht, keine Erholung, keine Freizeit

Tab. 1: Typische Persönlichkeitsmerkmale von Patienten mit psychosomatischen Störungen (adaptiert nach *Blumer* und *Heilbronn,* 1981)

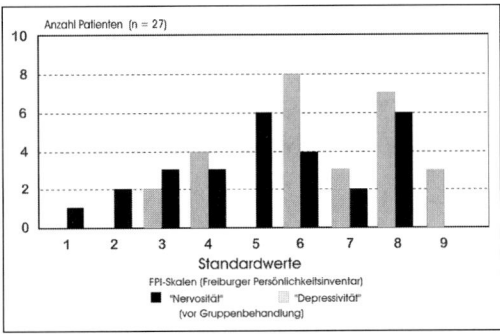

Abb. 1: Standardwerte für »Neurotizismus« und »Depressivität« im FPI

Ebenso lässt sich häufig ein Einfluss psychosozialer Belastungssituation (z.B. unglückliche Beziehung) beobachten (siehe Fallbeispiel S. 122). Schließlich spricht auch die Therapieresistenz gegenüber konventionellen Behandlungen für diese Annahme.

Das psychopathologische Bild ist geprägt von vielfältigen, wenig spezifischen Symptomem, die auf eine wohl vor allem sekundäre Beeinträchtigung der Befindlichkeit hinweisen, wie erhöhte Werte auf der Skala »Nervosität« sowie zum Teil »Depressivität« des Freiburger Persönlichkeitsinventars.

Die gleichen Veränderungen finden sich, meist weniger ausgeprägt, bei anderen Arten von schmerzhaften Störungen *(Perini* et al., 1982) und weisen auch bei Fibromyalgie-Patienten eine breite Streuung auf. Allerdings zeichnen sich Fibromyalgie-Patienten in der Regel durch vergleichsweise besonders intensives Klagen bezüglich Intensität, Ausdehnung und Vielfalt der Beschwerden aus.

Zu den erwähnten Persönlichkeitsmerkmalen (Tabelle 1), die bei einer sehr breiten Palette von Patienten mit psychischen, respektive psychosomatischen Problemen im weitesten Sinne gefunden werden können, gehören neben der Tendenz zur Konfliktleugnung und der Unfähigkeit, vor allem unangenehme Gefühle wahrzunehmen (Alexithymie), eine übermäßige Hilfsbereitschaft bei vermindertem (aggressivem) Durchsetzungsvermögen. Letztere Eigenschaften lassen sich im Rosenzweig-Picture-Frustrationstest regelmäßig nachweisen *(Perini,* 1982; *Keel,* 1987).

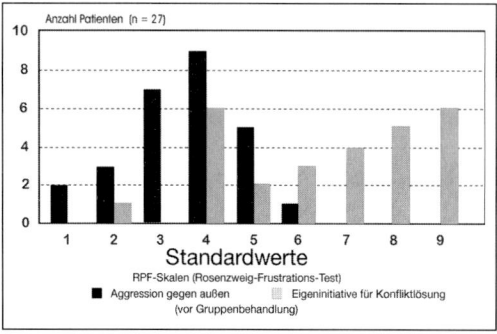

Abb. 2: Standardwerte für »Aggression gegen außen« und »Eigeninitiative für Konfliktlösung« im RPF

Die starke Leistungsorientierung, der Hang zu Perfektionismus sowie das Bedürfnis nach Selbstständigkeit und Überlegenheit bezüglich ihrer Leistungen (einschließlich einem Drang nach Anerkennung und Kritikempfindlichkeit) konnten ebenfalls nachgewiesen werden *(Mau* et al. in: *Müller,* 1991). Dieser

Arbeitssucht steht eine Unfähigkeit, Erholung und Freizeit zu genießen, gegenüber. Diese Merkmale sind Indizien für ein ineffizientes Stress- und Problembewältigungsverhalten, welches zu einer Daueranspannung (übermäßiger Stress) führen kann, zumal bei diesen Patienten häufig chronische, allerdings oft verleugnete und scheinbar nicht behebbare, psychosoziale Belastungssituationen festzustellen sind. Hintergrund dieses Bemühens, »immer allen alles recht zu machen«, sind häufig traumatische Kindheitserfahrungen von Strenge, Härte, Armut oder Lieblosigkeit. Körperliche Strafen oder sexueller Missbrauch werden oft berichtet, und die Patienten bestätigen in der Regel, dass sie früh gelernt hätten, Härten auf sich zu nehmen (vgl. Fallbeispiel unten). Weniger bewusst ist ihnen in der Regel, dass sie dadurch nur ein schwaches Selbstwertgefühl entwickeln konnten, welches übermäßig auf Anerkennung durch hohe Leistungen angewiesen ist.

Wie schon betont, sind die Merkmale dieser sogenannten Schmerzpersönlichkeit unspezifisch, sodass für die Organwahl andere, eher somatische Faktoren verantwortlich gemacht werden müssen. In Frage kommen lokale, vor allem arbeitsbedingte mechanische Überbelastungen und/oder degenerative wie auch posttraumatische Veränderungen am muskulo-skelettalen Apparat (»locus minoris resistentiae«) sowie allenfalls genetische oder auch endokrine Faktoren.

Ein Fallbeispiel soll das Gesagte illustrieren: *Eine 44jährige verheiratete Hausfrau wird nach langjährigem Leiden (Fibromyalgie; Diskushernienoperation; Hysterektomie in jungen Jahren, daher kinderlos) erneut dem Psychiater konsiliarisch vorgestellt, nachdem im Vorfeld bereits mehrere solcher Überweisungen gescheitert waren. Vordergründig zeigt die Patientin, wie sehr sie versucht, eine perfekte Hausfrau und gute Ehegattin zu sein. Ihrem Mann gegenüber, den sie anfangs als lieb und geduldig darstellt, hat sie nicht nur wegen des Verlustes der*

Leistungsfähigkeit Schuldgefühle. Im Hintergrund stehen auch starke Minderwertigkeitsgefühle wegen ihrer Frigidität, die mit traumatischen Kindheitserlebnissen in Zusammenhang steht (sexueller Missbrauch). Erst im Laufe der Beratungen zeigt sich, dass sich ihr Mann ihr gegenüber sehr rücksichtslos verhält. Er raucht weiterhin trotz einer chronischen Lungenkrankheit. Auch trinkt er zeitweise im Übermaß Alkohol und hat damit schon seine Arbeitsstelle als Lastwagenfahrer aufs Spiel gesetzt. Die Patientin empfindet zunehmend eine Abscheu gegen den Mann. Sie fühlt sich ihm aber – gerade jetzt in seiner Krankheit – aus Loyalität verpflichtet. Sie neigt dazu, die Schuld an seinem Verhalten bei sich selbst zu suchen, indem sie sich fragt, ob nicht sie sich zu wenig Mühe gegeben habe. Durch die Therapie lernt sie nur langsam, »nein« zu sagen oder etwas von ihm zu verlangen.

Empfehlungen für die Therapie

Da eine kausale Behandlung der Fibromyalgie nicht möglich ist, und das Leiden zu einem chronischen Verlauf neigt, können die therapeutischen Maßnahmen nur bescheidene Ziele haben und müssen symptomatischer Natur sein *(McCain, 1990)*.

Die Betroffenen müssen lernen, mit dem Schmerz zu leben. Dies bedeutet aber nicht, dass sich die Patienten einfach mit ihrem Leiden abfinden müssen, sondern eine ganzheitliche Beratung muss den Patienten helfen, ihre Schmerzen besser kennen (Eigenheiten), verstehen (Botschaft) und beeinflussen (Selbstkontrolle) zu lernen. Zum Kennenlernen sind gute Aufklärung über die Natur des Leidens und mögliche Zusammenhänge der Schmerzen mit sowohl physischen wie auch psychischen Belastungen (Abbildung 3) sowie Beruhigung bezüglich der Prognose des Leidens hilfreich *(Russell, 1990)*.

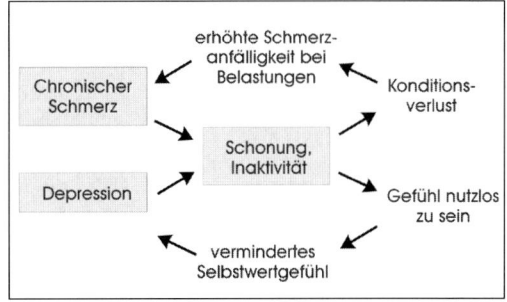

Abb. 3: Funktionelle Rückenbeschwerden, Fibromyalgie: Zirkuläre Zusammenhänge: Schmerz, Schonung, Depression

- Mit dem Schmerz leben: Hilfe zur Selbsthilfe
- Sanfter Einstieg in Psychotherapie
- Symptomatische Schmerzbehandlung:
  - physikalisch: Wärme, Kälte
  - medikamentös: Paracetamol, Antidepressiva etc.
- Bewegungstherapie: Beweglichkeit, Kraft, Ausdauer

Tab. 2: Empfehlungen für die Therapie

Wichtig sind eine vertrauensvolle, individuelle Beratung und eine maßgeschneiderte symptomatische Behandlung. Neben einer symptomatischen Behandlung mit physikalischen Maßnahmen werden lockernde, aktivierende Physiotherapie, medikamentöse Behandlung (Analgetika und Antirheumatika, Antidepressiva und eventuell Benzodiazepine oder Muskelrelaxantien) und verschiedene weitere Methoden wie Entspannungsverfahren, Biofeedback, Manualtherapie und Akupunktur empfohlen.

Psychotherapie

Da sich die Patienten primär nur körperlich krank erleben sowie wegen der schon erwähnten Tendenz zur Konfliktleugnung und der Alexithymie, sind viele FMS-Patienten primär einer psychologisch-psychiatrischen Beratung gegenüber ablehnend eingestellt. Die Zuweisung zum Psychiater oder Psychologen weckt bei ihnen oft den Verdacht, man glaube ihnen nicht, dass sie wirklich Schmerzen haben. Eine solche Beratung kommt daher eher zu Stande, wenn diese eine Reihe von Rahmenbedingungen und Vorsichtsmaßnahmen befolgt.

Behandlungssetting	⇨ in die somatische Behandlung integriert
Vertrauen bilden	⇨ Einstieg über Schmerz, Schmerz ernst nehmen, gründlich beobachten, verständlich erklären
Abwehr respektieren	⇨ Verleugnungstendenz, Angst vor Ablehnung und Verletzung beachten
Therapie schützen	⇨ Rückzug vermeiden, Motivation fördern
Struktur geben	⇨ Zusammenhänge ansprechen, Fragen stellen, Anleitung zu Veränderung
Bescheidene Ziele	⇨ keine Heilung, mit dem Schmerz leben lernen
Enttäuschungen verhindern	⇨ Beschränkung auf Hilfe zur Selbsthilfe, Hindernisse respektieren, Geduld zeigen

Tab. 3: Psychotherapie, Rahmenbedingungen, Ziele, Vorsichtsmaßnahmen

Zum besseren Verständnis des Schmerzes hilft es, einige typische Zusammenhänge gezielt anzusprechen:

- eigener Umgang mit Schmerz: *Teufelskreise (Schonung, Depression)*
- Leistungsverhalten, Perfektionismus *(»Schmerzpersönlichkeit«)*
- Konfliktfähigkeit, Durchsetzungsvermögen *(»immer allen alles recht machen«)*
- Reaktion der Umgebung *(Familie, Arbeit): Rücksicht? Zuwendung?*
- Rolle von Kindheitserfahrungen *(Strenge, Härte, Missbrauch)*

Tab. 4: Themen für Aussprache

Auf die Rolle des Leistungsverhaltens (Hang zu Perfektionismus, übermäßige Hilfsbereitschaft, Arbeitssucht) wurde schon hingewiesen. Dazu gehören auch ein geringes Durchsetzungsvermögen und eine Angst vor Konflikten. Aus diesem Zwang, »dem Frieden zuliebe immer allen alles recht machen zu müssen«, resultiert nicht nur eine Überforderung, sondern auch die Gefahr, sich wehr- und nutzlos zu fühlen, wenn man krankheitsbedingt nicht mehr in der Lage ist, die üblichen Leistungen zu erbringen (»Teufelskreise«, Abbildung 3). Dies ist ein Hinweis auf ein sehr schwach ausgebildetes Selbstwertgefühl, das in süchtiger Weise von diesen hohen Leistungen abhängig ist.

Der Zusammenhang zwischen schmerzbedingter Schonung, Konditionsverlust und erhöhter Schmerzanfälligkeit bei rascher Ermüdbarkeit muss unbedingt angesprochen werden. Er erklärt die Bedeutung eines langsam aufbauenden Kraft- und Konditionstrainings trotz momentan zunehmender Schmerzen.

Anhand der Reaktionen der Umgebung lässt sich oft zeigen, wie die Patienten ihre eigenen hohen Erwartungen auf die Umgebung projizieren und überzeugt sind, dass diese von ihnen die perfekten, selbstlosen, hohen Leistungen erwartet. Manche Patienten sind sich bewusst, dass ihr hartes, süchtiges Arbeiten und die gewisse Rücksichtslosigkeit gegenüber sich selbst ihre Wurzeln in der Vergangenheit haben, indem sie, wie erwähnt, in der von Missbrauch, Armut, frühem harten Arbeiten und teilweise Verlust der Eltern geprägten Kindheit früh gelernt haben, viel von sich zu verlangen sowie den Schmerz still auszuhalten und diesen erst zu zeigen, wenn er nicht mehr tragbar ist.

Diese Art der Aufklärungs- und Informationsarbeit, aber auch die Anleitung zu Verhaltensveränderung kann im Einzelgespräch oder mit Vorteil in einer Gruppe von Gleichbetroffenen (Schmerzbewältigungsgruppe, eventuell Rückenschule) geschehen. Eine weitere Hilfe kann der Einbezug des Partners oder der Einsatz von Entspannungstechniken allein sein. Die Gruppenmethode ist nicht nur ökonomischer, sondern sie verhilft den Patienten auch zur wohltuenden Erfahrung, dass andere die gleichen Probleme haben wie sie. Zudem gelingt es ihnen am Modell der Mitpatienten leichter, neue Verhaltensweisen zu erlernen, und die Patienten motivieren sich gegenseitig. Die neuen sozialen Kontakte können eine Hilfe gegen die Isolation der Patienten sein, die auf Grund ihrer Rückzugstendenz zu Stande kommt.

Therapeutische Mittel

• Gruppenbehandlung, Rückenschule	⇨ Informationsvermittlung, Schmerzbewältigung (Selbstkontrolle), Verhaltensveränderung
• Gespräch strukturieren	⇨ Fragebogen, Themenliste, Alltagsanalyse
• Partner einbeziehen	⇨ Objektiveres Bild des Verhaltens, Unterstützung
• Entspannungstechniken	⇨ Verhalten erleben und verändern

Tab. 5: Therapeutische Mittel

Hauptziel der Einzel- und Gruppenbehandlung (Tabelle 9) ist es, dem Patienten zu zeigen, wie er sich selber helfen kann, d.h. selbst Verantwortung für die Behandlung zu übernehmen. Voraussetzung dazu ist, wie schon erwähnt, eine gute Information des Patienten und ein partnerschaftliches Verhältnis zwischen Arzt und Patient. Ziel der Behandlung ist es vor allem, dem Patienten zu helfen, die Botschaft des Rückens »zu verstehen und ernst zu nehmen«. Indem der Patient lernt, mehr Rücksicht auf seinen Rücken zu nehmen, beginnt er auch rücksichtsvoller mit sich selbst umzugehen. Konkret kann dies durch Einsatz einer Reihe von Selbsthilfestrategien geschehen (Tabelle 6):

• Kognitive Selbstkontrolle	⇨ Ablenkstrategien
• Selbstbehandlung mit Gymnastik	⇨ Beweglichkeit, Kraft, Ausdauer, Koordination
• Entspannungstechniken	⇨ Autogenes Training, progressive Muskelrelaxation, imaginative Verfahren

Tab. 6:   Selbsthilfemaßnahmen zur Symptomkontrolle

Bewegung, Entspannung und Erholung können auch als schmerz- und spannungslindernde Ablenkstrategien eingesetzt werden, wie das Beispiel zeigt (Tabelle 7):

Situation:
Mein Nacken schmerzt, ich kann den Kopf kaum drehen, auch beim Liegen tut es weh.

Ungünstige Reaktionen	Günstige Reaktionen
Es sind schreckliche Schmerzen.	Ich habe wieder diese Schmerzen, es spannt.
Ob ein Nerv eingeklemmt ist?	Ich bin wohl verspannt, weil ich diese Reise vor mir habe und noch vieles vorbereiten muss; ich habe Angst, zu spät zu kommen.
Es wird immer schlimmer.	Wenn es mir gelingt, mich zu entspannen, wird der Schmerz erträglicher werden.
Ich muss zum Arzt.	Ein warmes Bad und ein paar Entspannungsübungen werden helfen.
Ich muss mich schonen.	Ich sollte wieder regelmäßig schwimmen gehen.

Tab. 7:   Beispiel einer kognitiven Strategie

Diese »Rücksicht auf den Rücken« (Tabelle 8) kann je nach Situation heißen, den Rücken vor Überlastung zu schützen oder diesen (bei Bewegungsarmut) durch Training zu stärken. Entlastung durch Ausgleich sollte auf jeden Fall dazugehören. Um den Rücken und sich selbst schützen zu können, muss übermäßiger Stress vermieden werden. Dazu müssen die Patienten lernen, vermehrt »nein« zu sagen gegenüber Forderungen von anderen und

eigene Bedürfnisse besser durchzusetzen ohne übermäßige Angst vor Konflikten, d. h. kämpferischer zu werden. Sie müssen aber auch ihre eigenen hohen Ansprüche an sich selbst (Arbeitstempo, Perfektionismus) in Frage stellen und abzubauen versuchen. Nur so bleibt ihnen schließlich mehr Zeit für sich selbst und die oben erwähnte Erholung und Entspannung sowie für ausgleichende sportliche Aktivitäten.

Rücken vor Überlastung schützen	⇨ *Schwerarbeit dosieren, konstante Haltungen meiden*
Rücken durch Training stärken	⇨ *Bewegung im Alltag, Sport*
Rücken durch Ausgleich entlasten	⇨ *Pausen, Sport, Entspannung*
Sich selbst vor Überlastung schützen	⇨ *Stressbewältigung (»Nein« sagen, Perfektionismus abbauen, Entlastung verlangen)*

Tab. 8:   Rücksicht auf den Rücken – Rücksicht auf sich selbst

Evaluation der integrierten Gruppenbehandlung

Das beschriebene integrierte Behandlungskonzept (Tabelle 9, siehe auch *Keel*, 1995) haben wir an einer kleinen Stichprobe von 27 Patienten in einer kontrollierten Studie angewandt. Die Ergebnisse sprechen für eine leichte Überlegenheit der Experimentalgruppen, welche 15 ambulante zweistündige Gruppensitzungen absolviert hatten. Den Kontrollgruppen wurde in ebenso vielen einstündigen Sitzungen lediglich das autogene Training vermittelt. Während das Experimentalprogramm – auch nach Abschluss der Behandlung – zu anhaltenden Verbesserungen von Schmerz und Befindlichkeit führte, blieben diese Parameter bei den Kontrollpatienten praktisch unverändert.

- Integration von Schmerzbewältigungstechniken in somatische Behandlung
- Kombination von kognitiv-verhaltenstherapeutischen Strategien und Entspannung mit Gymnastik
- Physiotherapeut/in, Psychologe/in und/oder Psychiater/in als Therapeuten
- Hauptziele: Information (Schulung), Selbstkontrolle (Selbsthilfe) und Aktivierung
- Schmerz und Schmerzverhalten als zentrales Thema

Tab. 9:   Integrierte Gruppenbehandlung: Konzept

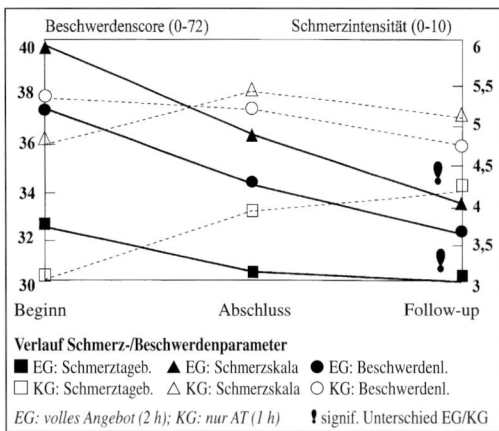

Abb. 4: Integrierte Gruppentherapie: Effekte auf Schmerz und Beschwerden

den Experimentalgruppen signifikant höher (Tabelle 10).

Eine Nachuntersuchung an 61 Patienten, die an einem solchen Behandlungsprogramm teilgenommen haben, zeigte, dass ein beträchtlicher Teil der Patienten die erlernten Selbsthilfestrategien mit Erfolg auch nach Jahren noch anwenden. Am häufigsten gaben sie an, die (kognitiven) Ablenkstrategien einzusetzen, an zweiter Stelle folge die Gymnastik, dann das autogene Training. Die anderen Entspannungsverfahren schnitten bezüglich Weiterführung etwas schlechter ab, wobei aber das imaginative Verfahren (imaginierter Gang durch den Körper) als recht hilfreich bewertet wurde. Diese Verbesserung des Selbsthilfeverfahrens trug auch nachweislich zu einer geringeren Inanspruchnahme medizinischer Leistungen und besserem Wohlbefinden bei.

Allerdings war nur der Unterschied der Schmerzintensität im 14tägigen Tagebuch (vier Aufzeichnungen täglich) knapp signifikant (p = .04). Ein globaler Erfolgsscore, der neben Schmerz und Befindlichkeit auch Aktivitäten, Schlaf, Behandlungsbedarf und subjektive Verlaufsbeurteilung einbezog, war bei

Die gesamten Ergebnisse dieser und weiterer eigener Studien sowie eine ausführliche Beschreibung des Behandlungskonzepts sind als Buch erschienen (*Keel*, 1995).

Behandlungsart	Behandlungsende* (mean ranks)	3mon. Nachkontrolle* (mean ranks)
Experimentalgruppen	17,5	17
Kontrollgruppen	10,23	10,77
U/W	42,0/133,0	49,0/140,0
2-tailed p	0,016	0,042

* Kombinierter Erfolgsscore aus allen Verlaufsparametern und Patientenurteil

Tab. 10: Integriertes Gruppenprogramm: Vergleich des Behandlungserfolgs (Kontrollierte Studie)

Methode	weitergeführt*	Bewertung**
Ablenkstrategien	83,6%	4,45
Gymnastik	80,3%	4,20
Autogenes Training	68,9%	4,28
Progressive Relaxation	62,3%	4,0
Imagination	42,6%	4,32

* bei Nachuntersuchung
** 1 sehr schlecht … 6 sehr gut

Tab. 11: Weiterführung und Bewertung der Selbsthilfemethoden

Literatur

1. *Blumer, D., M. Heilbronn:* The pain-prone disorder: A clinical and psychological profile. Psychosomatics 22 (1981): 395–402.
2. *Goldenberg, D. L.:* Clinical Features of Fibromyalgia. *Friction, J. R., E. A. Awad* (7): 139–146. Advances in Pain Research and Therapy, Vol. 17: Myofascial Pain and Fibromyalgia. New York: Raven Press, 1990.
3. *Keel, P. J.:* Generalisierte Tendomyopathie: Psychologisches Profil einer Patientengruppe im Verlauf einer integrierten Behandlung. Z. Rheumatol. 46 (1987): 322–327.
4. *Keel, P. J.:* Fibromyalgie: Integratives Krankheits- und Behandlungskonzept bei chronischen Rückenschmerzen. Stuttgart: Gustav Fischer Verlag, 1995.
5. *Masi, A. T., M. B. Yunus:* Concepts of illness in populations as applied to fibromyalgia syndromes. The American Journal of Medicine 81 (1986): 19–25.
6. *McCain, G. A.:* Management of the Fibromyalgia Syndrome: *Friction, J. R., E. A. Awad* (19): 289–303. Advances in Pain Research and Therapy, Vol. 17: Myofascial Pain and Fibromyalgia. New York: Raven Press, 1990.
7. *Müller, W.:* Generalisierte Tendomyopathie (Fibromyalgie). Darmstadt: Steinkopff Verlag, 1991
8. *Perini, C. [et al.]:* Vergleichende testpsychologische Untersuchungen bei verschiedenen rheumatischen Erkrankungen und der Hypertonie. Z. Rheumatol. 41 (1982): 80–88.
9. *Russell, I. J.:* Treatment of Patients with Fibromyalgia Syndrome: *Friction, J. R., E. A. Awad* (20): 305–314. Advances in Pain Research and Therapy, Vol. 17: Myofascial Pain and Fibromyalgia. New York: Raven Press, 1990.

Welchen Beitrag kann psychosomatisches-psychodynamisches Denken zum Verständnis des Fibromyalgie-Kranken leisten?

R. Klußmann

Die Fibromyalgie gehört zu der nosologisch noch nicht befriedigend definierbaren Volkskrankheit des Weichteilrheumatismus. Die Symptomatik ist gekennzeichnet durch multilokuläre Schmerzzustände am Bewegungsapparat, erhöhte Druckschmerzen an »tender points« und vegetative Symptome mit Schlafstörungen. Ein organisch fassbarer Befund liegt nicht vor.

Es ist das Anliegen psychosomatisch-verstehender Forschung, einen nachvollziehbaren Zusammenhang zwischen dem Beschwerdeangebot des Fibromyalgie-Kranken und seiner inneren und äußeren Lebensgeschichte herzustellen. Zur Verdeutlichung wird eine erweiterte Anamnese vorgelegt.

Kürzlich habe ich eine 41jährige, verheiratete Reinigungsfrau untersucht, die mir unter der Diagnose einer Fibromyalgie von unserer Rheuma-Einheit überwiesen wurde. Sie gibt an, keinen Tag schmerzfrei zu sein; vor 14 Jahren habe es in der Schulter begonnen, habe sich in Arme und Hände, dann auf den Beckenbereich ausgedehnt. Jede Bewegung sei schmerzhaft. Seit etwa zehn Jahren sei es so schlimm, dass sie laufend krank geschrieben werden müsse und dreimal zur Kur weggeschickt worden sei. Sie sei zweimal wegen eines Karpaltunnelsyndroms operiert worden – alles sei umsonst gewesen.

An weiteren Operationen gibt sie an:

– mit acht Jahren ⇨ Appendektomie
– mit 16 Jahren ⇨ Tonsillektomie
– mit 33 Jahren ⇨ Hysterektomie (nach Blutungen, Myom)
– mit 34 Jahren ⇨ Eierstockentfernung
– mit 37 Jahren ⇨ zwei Brustoperationen (Mastopathie) und eine Ohrenoperation.

Weiterhin könne sie schlecht schlafen, sei erschöpft und müde (»wie erschlagen«) und immer wieder schwindelig. Schon als Kind Nägelbeißen und Nervosität – unter beidem leide sie noch heute.

Die Patientin hat einen Sohn mit 22 Jahren und eine Tochter mit 19 Jahren. Den Vater der Kinder heiratete sie vor 14 Jahren. Im Laufe der weiteren Jahre habe sie zweimal die Scheidung eingereicht, vor vier Jahren habe sie sie »durchgezogen« und vor einem Jahr einen anderen Mann geheiratet. Ihr erster Mann sei Alkoholiker gewesen. Er habe viel geschlagen.

»Schlagen« und »Bewegung« sind Wendungen, die bei der Patientin immer wieder vorkommen.

Die frühkindlich-familiäre Situation sei wesentlich von dem tyrannischen Vater, Kohlenhändler von Beruf, geprägt gewesen. Die Patientin habe viele Schläge bekommen: »Der Vater zerrte mich nachts aus dem Bett, zerriss meine Schulhefte, schlug mich brutal mit dem Teppichklopfer zusammen, stieß mit dem Füßen, wie es ihm gerade passte. Die Mutter stand hilflos daneben. Und wenn sie uns mal was zuschieben wollte, dann hat es sie erwischt. Wir mussten immer ruhig sein, durften uns bei Tisch kaum bewegen. Zärtlichkeiten hat es nie gegeben, auch nicht von der Mutter. Zu ihr konnte ich aber gehen, wenn ich Probleme hatte, aber der Bruder wurde sowieso vorgezogen. Meinen ersten Mann habe ich durch Vater kennengelernt – und der war dann genauso wie er.«

Die Patientin musste eigene Wünsche stets zurückstellen und unterdrücken. Beziehungen – insbesondere zum Vater – waren, so hat es den Anschein, nur über ein Geschlagenwerden möglich. Dieses wiederholte sich in der Beziehung zu ihrem ersten Mann. Das Verhältnis zur Mutter ist anhänglich symbiotisch geblieben.

Der Vater starb, als die Patientin 14 Jahre alt war. Damals stellten sich erste, diskrete Beschwerden im Schulterbereich ein. Mit 18 Jahren verlobte sie sich, als ihr erstes Kind unterwegs war.

Die Beschwerden blieben in leichter Form bestehen, verstärkten sich gleich nach der Heirat, als ihr Mann sie zur Arbeit zwang: »Du kannst in die Arbeit gehen, du bist jung genug.« Zu diesem Zeitpunkt reichte sie zum ersten Mal die Scheidung ein.

Wenn wir versuchen, einen Zusammenhang zwischen den Symptomen der Patientin und ihrer Lebensgeschichte herzustellen, so fällt auf, dass die Patientin kurz vor Beschwerdebeginn ihren Vater verloren hatte. Eine Verschlimmerung trat ein, als die Trennung von ihrem (dem Vater ähnlichen) Ehemann anstand. Die aktive Patientin hatte ihre tieferliegende Depression durch viel Arbeit und Fürsorge kompensieren können. Das war jetzt nicht mehr möglich. Die Abwehr brach zusammen. Die Patientin war nicht in der Lage, sich mit den Objektverlusten auseinanderzusetzen.

So musste sie sich jetzt einsam, hoffnungslos, verlassen fühlen und nahm sich gleichsam ihren eigenen Körper in Form der Schmerzen zum Partner. Wir sprechen in diesem Zusammenhang von Krankheit als Verlustverarbeitung.

Warum kommt es gerade hier zur Fibromyalgie, zum Schmerzsyndrom? Die Spezifitätsfrage ist verständlicherweise umstritten. Dennoch ist die Kindheit der Patientin – ähnlich wie bei vielen der untersuchten Fibromyalgie-Patienten – auffällig: Die Patientin war eine unerwünschte Nachzüglerin, ihr Bruder (zehn Jahre älter) wurde ihr immer vorgezogen. Insbesondere der Vater war für das Kind außerordentlich streng, hart, rigide, ließ keine Diskussion zu, forderte viel körperliche Leistung. Kontakt zu ihm konnte die Patientin nur über Schläge aufbauen. Schmerzen wurden gleichsam zum einzigen Kommunikationsmittel. In der Folge wurde der Bewegungsdrang erheblich eingeschränkt. Die Patientin heiratete einen ähnlich strukturierten Ehemann, hängte sich zunächst an ihn wie ehemals an den Vater. Die unbewusste Wut über die Abhängigkeit konnte die Patientin nicht richtig erleben. Sie wird deutlich im Symptom, in der Wendung gegen sich selbst.

Für den Untersucher wird das Aggressionspotenzial der Patientin in der Gegenübertragung insofern deutlich, als der Arzt häufig eine ausgesprochene Gespanntheit, Verärgerung und Unruhe verspürt.

Wir haben die Krankengeschichte dieser Patientin ausgewählt, weil sich an ihr beispielhaft psychodynamisches Denken demonstrieren und in die psychosomatischen Erklärungsmodelle einordnen lässt.

1. Im Konversionsmechanismus werden – unbewusst – aggressives Potenzial und unterdrückte Triebwünsche in körperliche Symptomatik konvertiert.
2. Die narzisstische Regulationsstörung wird über die symbiotische Beziehungsstruktur deutlich, die eine gesunde Selbstwert- und Identitätsfindung als auch die Individuationsbestrebungen behinderte.
3. Lernvorgänge tragen zur Chronifizierung des Krankheitsgeschehens bei, wenn ursprünglich konflikthafte Bedingungen gleichsam überlebt und durch Selbstregulationsmechanismen ersetzt werden.
4. Bei der primären Umwandlung von Affekten in körperliche Spannungszustände wird ein primär körperlich erlebter Affektdruck als psychovegetative Spannung erlebt.

Das Problem wissenschaftlich betriebener, psychosomatischer Forschung liegt darin, dass wir zunächst immer vom Einzelfall ausgehen müssen. Das kann den Ruf des Anekdotischen nach sich ziehen. Werden dann noch aus einem größeren Patientenkollektiv allgemeine Schlüsse gezogen, so bleiben oft nur banale Aussagen übrig.

Diesem Problem möchte ich dadurch begegnen, dass ich Ihnen von Untersuchungen an Fibromyalgie-Patienten berichte. Wir haben versucht, mit Hilfe metrischer Methoden einige Fakten aus den halbstandardisierten psychoanalytischen Erstinterviews zu untermauern.

Bei allen Patienten war
• der Ärztekonsum auffallend groß (»doctorhopping«),
• die Krankschreibungen besonders häufig,
• die Kuraufenthalte zahlreich.

• Frühkindliche Trennungen fanden wir bei 31 der 62 ausgewerteten Krankengeschichten.
• Als konfliktauslösende Situationen fanden wir bei 33 Patienten Trennungen von ambivalent besetzten Bezugspersonen, wobei auch antizipierte und phantasierte Trennungen die Symptomatik auslösen können.

Die zusätzlichen Untersuchungen betrafen psychometrische Testverfahren. Wir führten folgende Tests durch:
• die Beschwerden-Liste nach *von Zerssen,*
• die POMS-Befindlichkeitsskala (Profile of Mood States),
• den Gießen-Test (GT),
• das Freiburger Persönlichkeitsinventar (FPI) sowie
• das Narzissmusinventar.

Hier die auffälligsten Ergebnisse:
Die untersuchten Patienten zeigten insgesamt einen weit gestreuten psychosomatischen Beschwerdekomplex mit
• funktionellen Körperbeschwerden,
• innerer Gespanntheit,
• rascher Erschöpfbarkeit,
• Energielosigkeit.

Insbesondere über das Narzissmusinventar wurde in statistisch signifikanter Weise deutlich:
• die defizitäre Selbstorganisation,
• der schwache Autarkie-Regulationsmodus,
• die ausgeprägte Existenzangst,
• die Sehnsucht nach Ruhe und dauerhafter Bindung,
• die hypochondrisch-ängstliche Sorge um körperliche Gesundheit und Integrität sowie
• der narzisstische Krankheitsgewinn.

Die Ergebnisse unterstreichen in Teilaspekten die in den erweiterten Anamnesen erarbeiteten Zusammenhänge zum Verständnis der Fibromyalgie-Patienten. Sie gleichen – psychodynamisch – am ehesten dem Bild des psychogenen Schmerzsyndroms und sind auch deutlich abgrenzbar von der chronischen Polyarthritis und den seronegativen rheumatischen Erkrankungen.

Interessante Zusammenhänge fanden wir bei der Beleuchtung der Arzt-Patienten-Beziehung. Insbesondere kommt die narzisstische

Problematik dieser Patienten im Sinne eines Wechsels von Idealisierungen und Entwertungen in der Beziehung zum Arzt zum Ausdruck. Einige Beispiele für die Entwertung seien aus den Patientengesprächen aufgeführt:

- »Ich hasse alle Ärzte.«
- »Ihr Ärzte glaubt meine Schmerzen nicht.«
- »Alle Ärzte haben viele Fehler gemacht.«
- »Mein Arzt ist nicht fähig, zu irgendeinem Ergebnis zu kommen, deshalb glaubt er, dass es psychogen sein müsse.«

Entwertung und Idealisierung gehören psychopathologisch zusammen und zeigen sich bei unseren Untersuchungen in Patientenäußerungen folgendermaßen:

- »Bis jetzt hat mein Arzt meine Heilung verhindert, weil er mich nicht in Ihre Abteilung überwiesen hat.«
- »Sie sind meine letzte Hoffnung, aber ich glaube nicht, dass Sie mir helfen können.«
- »Sie sind vermutlich ein Fachmann. Mal sehen, was Sie für mich tun können.«

Dieses Verhalten erinnert an das, was *Beck* das »Koryphäen-Killer-Syndrom« nannte. Er arbeitete drei wesentliche Merkmale heraus:

1. eine Vielzahl von Untersuchungen und zum Teil Operationen;
2. das Fehlen einer eindeutigen somatischen Diagnose und einer sinnvollen Therapie und
3. eine pathologische Arzt-Patienten-Beziehung.

Letztere ist gekennzeichnet durch eine initiale Idealisierung des Arztes, bei dem Allmachtsgefühle mobilisiert werden. Diese führen zum Einsatz des üblicherweise bekannten medizinischen Instrumentariums, ohne dass ein befriedigender Erfolg erzielt werden könnte. Die initiale Idealisierung des Patienten kippt in eine Enttäuschung um; der Arzt wird entwertet, was in ihm aggressives Potenzial lockert und zu entsprechenden Handlungen führt. Eine – wie wir es nennen – aggressive Gegenübertragung, eigentlich der primäre Affekt des Patienten, kann dann zu weiteren Überweisungen, Spritzenkuren, Operationen führen.

Bei unseren Untersuchungen haben wir den Eindruck gewonnen, dass die Patienten häufig nicht nur in ihrem so heftigen Schmerz, sondern auch in ihrer so heftigen Aggressivität zunächst nur angenommen werden wollen und dass sie dieses erst einmal prüfen müssen. Das Ringen um Verständnis – und das ist nur aus der gesamten Lebensgeschichte nachvollziehbar – findet seinen Ausdruck in einem aggressiven Beziehungsangebot.

Aus dem Gesagten ergeben sich folgende Konsequenzen für die Betreuung von Patienten mit Fibromyalgie:

- Es ist selbstverständlich, die Schmerzen des Patienten ernst zu nehmen und ihm zu vermitteln, dass sie eine Realität darstellen.

Es scheint uns wichtig,

- die Diagnose wegen der Chronifizierungstendenz früh zu stellen,
- den Patienten über die Natur der Krankheit aufzuklären,
- ihn darauf hinzuweisen, dass es für die Diagnose unabdingbar ist, keine positiven Labor- und Röntgenbefunde erheben zu können – um dem Simulanten-Vorwurf zu begegnen;
- gleichzeitig sollte früh die Möglichkeit einer Psychotherapie besprochen werden – in Anlehnung an die von *Hahn* so bezeichnete Simultandiagnostik und -therapie, um eine somatische Fixierung zu verhindern;
- mit therapeutischen Erfolgsversprechungen sollte man in Hinblick auf bisher fehlende effektive Behandlungsmöglichkeiten zurückhaltend sein. Einer zu ausgeprägten – pathologischen – Idealisierung kann man damit begegnen und wird ihr nicht erliegen.

Dementsprechend könnte ein Therapieplan folgendermaßen aussehen, wobei die Reihenfolge oder Kombination bei jedem Patienten unterschiedlich ist:

- physikalische Therapie,
- körperliche Entspannung (Autogenes Training u.a.m.),
- psychotherapeutische Gespräche (aufdeckend, supportiv),

- psychosomatische Klinik (nicht »Kur«),
- evtl. Patientengruppen, Ergotherapie,
- medikamentöse Therapie (Antidepressiva; nicht, weil eine larvierte Depression dahinter vermutet wird!)

Soma und Psyche greifen auch bei den Fibromyalgie-Kranken hinsichtlich Entstehung und Unterhalt, Krankheitsverarbeitung und in der Arzt-Patienten-Beziehung ineinander. Ich hoffe, dass unsere Untersuchungen zu einem umfassenderen Verständnis dieser Patienten und vielleicht sogar zur Kostensenkung im Gesundheitswesen beitragen können.

Mit einem Ausspruch *Emanuel Geibels*, Haupt des Münchener Dichterkreises (1815 bis 1884), möchte ich schließen:

> »Kommt Dir ein Schmerz, so halte still und frage, was er von Dir will.«

Literatur

1. *Ahles, T. A. [et al.]:* Psychological Factors Associated with Primary Fibromyalgie Syndrome Arthritis and Rheumatism 27 (1984): 1101–1106.
2. *Beck, D.:* Das Koryphäen-Killer-Syndrom. Zur Psychosomatik chronischer Schmerzzustände. Dtsch. med. Wschr. 102 (1977): 303–307.
3. *Beckmann, D., H. E. Richter:* Der Giessen-Test, 2. Auflage. Bern: Huber Verlag, 1977.
4. *Deneke F. W., B. Hilgenstock:* Das Narzissmus-Inventar. Bern: Huber Verlag, 1989.
5. *Fahrenberg, J., H. Selg, R. Hampel:* Freiburger Persönlichkeitsinventar, 2. Auflage. Göttingen: Hogrefe Verlag, 1973.
6. *Hell, D. [et al.]:* Weichteilrheumatismus und Persönlichkeit: eine kontrollierte Studie: Schweiz. Rundschau Med. (Praxis) 71 (1982): 1014–1021.
7. *Hoffmann, S. O., U. T. Egle:* Der psychogen und psychosomatisch Schmerzkranke. Entwurf zu einer psychoanalytisch orientierten Nosologie. Psychother. med. Psychol. 39 (1986): 193–201.
8. *Leichner-Hennig, R., G. W. Vetter:* Zur Beziehung von Schmerzerleben und psychischen Merkmalen bei Patienten mit Fibrositissyndrom und Patienten mit rheumatoider Arthritis (1986).
9. *Müller, W., J. Lautenschläger:* Die generalisierte Tendomyopathie (GTM). Teil I: Klinik, Verlauf und Differenzialdiagnose. Z. Rheumatol. 49: 11–21.
10. *Müller, W., J. Lautenschläger:* Die generalisierte Tendomyopathie (GTM). Teil II: Pathogenese und Therapie. Z. Rheumatol. 49: 22–29.
11. *McNair D., M. Lorr, L. Droppleman:* EITS Manual for the Profile of Mood States. San Diego: Educational and Industrial Testing Service, 1971.
12. *Seidl, O., R. Klußmann:* Zur Psychosomatik des Weichteilrheumatismus, insbesondere der Fibromyalgie. In: *R. Klußmann, M. Schattenkirchner* (Hrsg.): Psychosomatische Medizin im interdisziplinären Gespräche: Der Schmerz- und Rheumakranke. Heidelberg: Springer Verlag, 1989, 59–78.
13. *Zander, W.:* Zum Problem der spezifischen Syndrombildung bei psychosomatischen Krankheitsbildern. (Beiträge zur Psychodynamik rheumatischer Erkrankungen) Z. Psychosom. Med. Psychoanal. 22 (1976): 150–168.
14. *von Zerssen, D.:* BL-Beschwerdenliste. Weinheim: Beltz Verlag, 1976.

Die Fibromyalgie aus psychopathologischer und psychosomatischer Sicht

A. Weintraub, Zürich

Im Anschluss an eine Konsensus-Tagung in Füssen im Jahre 1995 hat *U. Moorahrend* (6) die Pathogenese der Fibromyalgie zusammenfassend beschrieben.

Pathogenese

Es wird eine multifaktorielle Pathogenese angenommen, wobei neben somatischen Komponenten vor allem psychosoziale Dauerbelastungen und psychische Stressreaktionen eine Rolle spielen und zentrale endokrinologische und zentralnervöse sowie periphere muskel- und neurophysiologische Dysregulationen bewirken können.

Neueste Untersuchungen lassen den Schluss zu, dass bei der Krankheitsentwicklung möglicherweise eine metabolische Störung im zentralen Schmerzregulationszentrum zusammen mit einem fakultativen Mangel an Hypophysen-Vorderlappenhormonen, unter anderem dem somatotropen Hormon, vorliegt.

Bei Fibromyalgie wird häufig im Serum ein Mangel an Serotonin und L-Tryptophan gefunden. Alle diese Befunde sind unspezifischer Ausruck einer neuro-endokrinen Stressreaktion. Inwieweit die bei einem Teil der Patienten beobachteten Antikörper gegen Serotonin einen Einfluss auf diesen Befund haben, ist noch völlig offen und erscheint eher unwahrscheinlich.

Tab. 1: »Fibromyalgie«-Konsensustagung, Füssen 1995

Dabei wird den psychosozialen Dauerbelastungen und psychischen Stressreaktionen eine besondere Bedeutung zugewiesen. Die Fibromyalgie gehört nach derzeit gültiger Auffassung zu den anhaltenden somatoformen Schmerzstörungen, wie sie in der Klassifikation der ICD-10 und F45 umschrieben werden.

Die vorherrschende Beschwerde ist ein andauernder, schwerer und quälender Schmerz, der durch einen physiologischen Prozess oder eine körperliche Störung nicht vollständig erklärt werden kann.
Der Schmerz tritt in Verbindung mit emotionalen Konflikten auf. Diese sollten schwerwiegend genug sein, um als entscheidende ursächliche Einflüsse zu gelten. Die Folge ist gewöhnlich eine beträchtliche persönliche oder medizinische Betreuung oder Zuwendung.

Tab. 2: Anhaltende somatoforme Schmerzstörung

Desgleichen dürfte sie den Kriterien des funktionellen Syndroms von *Thure von Uexkuell*
(7) entsprechen.

> Das Beschwerdebild ist das Resultat von
> Funktionsstörungen.
>
> Die Funktionsstörungen beruhen nicht auf
> organischen Veränderungen.
>
> Die Syndrome werden durch emotionelle
> Vorgänge ausgelöst und unterhalten.

Tab. 3: Funktionelle Syndrome *(Th. von Uexkuell,* aus:
»Funktionelle Syndrome in der Inneren Medizin«)

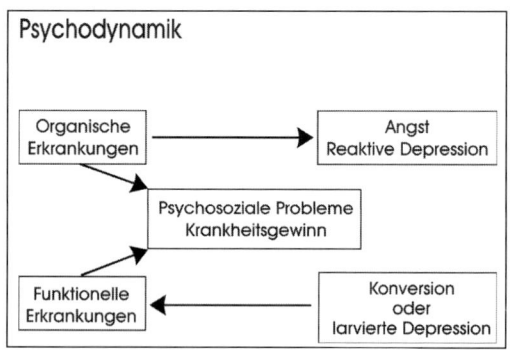

Abb. 2: Psychodynamik

Das Konzept der Pathogenese bedarf insofern
einer Erweiterung, als nur selten von einer al-
leinigen Krankheitsursache ausgegangen werden kann. In den meisten Fällen handelt es
sich um das Zusammenspiel verschiedener
Faktoren.

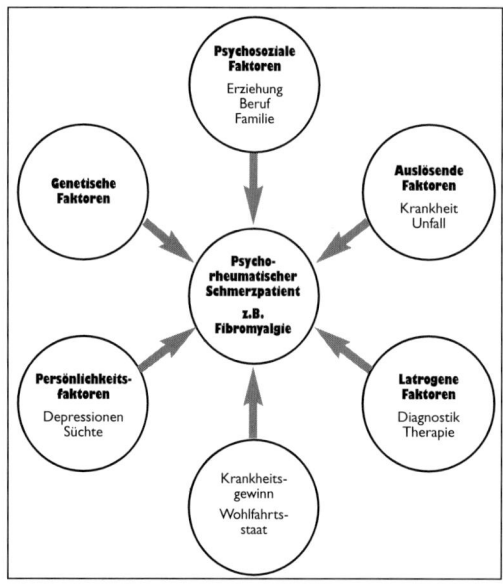

Abb. 1: Pathogenetische Einflussgrößen bei FM

Auf einige dieser Faktoren soll im folgenden
näher eingegangen werden. Grundsätzlich
sind somatopsychische Begleit- und Folge-
symptome organischer Erkrankungen von
funktionellen Schmerzsyndromen, zu denen

auch die Fibromyalgie zählt, zu unterscheiden, wobei enge Zusammenhänge nicht außer
Acht gelassen werden dürfen:

Angst und reaktive Depression sind die vor-
herrschenden somato-psychischen Begleit-
und Folgezustände organischer Erkrankungen.

Konversion und larvierte Depression liegen
den funktionellen beziehungsweise somatoformen Schmerzstörungen und psychosomatischen Krankheiten zu Grunde.

**Psychosoziale Probleme und Krankheitsge-
winn** dagegen gehören sowohl zu den organischen wie funktionellen Krankheitsfaktoren
und sind sehr oft für den chronischen und the-
rapieresistenten Verlauf verantwortlich.

Bestimmte psychopathologische Befunde
weisen auf das Vorliegen einer Fibromyalgie
hin. Besondere Beachtung verdienen die
Schmerzschilderung und die sie begleitende
Mimik, wobei die Beurteilung der Schmerzintensität dadurch erschwert ist, dass der
Schmerz im Bestreben des Patienten, ernst genommen zu werden, hysteriform (histrio-
nisch) verstärkt wird.
Zur Psychopathologie gehört auch die Beobachtung, dass der Schmerz beim Zurspra-
chekommen der Konfliktsituation verschwindet,
durch Tränen abgelöst wird.

Lokalisation	– para- oder interskapulär – Nacken und/oder Kreuz – inkonstant – Panalgesie
Schmerzschilderung	– »wahnsinnig«, »unerträglich« – »furchtbar«, oft inadäquate Mimik
Verschwinden	– bei Ablenkung in Freizeit und Ferien – beim Zursprachekommen des Konflikts (»Der Schmerz wird durch Tränen abgelöst«)
Psychovegetative Symptome	– Dermografismus – Hyperhydrosis der Hände und Füße – funktionelle Magen-Darm- oder Herzbeschwerden
Nichtansprechen auf	– Antirheumatika – klassische Schmerztherapie – physikalische Therapie
Ansprechen auf	– therapeutischen Dialog – Psychopharmaka – Myorelaxantia – körperzentrierte Psychotherapie – autogenes Training

Tab. 4: Psychorheumatische Schmerzanalyse

Ein weiterer Hinweis auf die Fibromyalgie ergibt sich aus der klinischen Trias therapieresistenter funktioneller Krankheiten:
Durch die erfolglosen Abklärungen und Behandlungen wird der Fibromyalgie-Patient noch kränker, während der Arzt durch seine erfolglosen Bemühungen gekränkt ist. Der chronifizierte (fibromyalgische?) Schmerz dient dem Kranken als »Appell« an die Umwelt, wie auch als »Krücke« oder »Waffe« in seinen innerpsychischen und psychosozialen Konflikten.

Chronifizierung Ergebnislose Abklärungen Erfolglose Therapie	
Fehlen von offenen neurotischen Symptomen	sich verschlechternde Arzt-Patienten-Beziehung

Tab. 5: Klinische Trias therapieresistenter funktioneller Krankheiten

Aus psychopathologischer Sicht sind die no-sologischen Zusammenhänge der Abwehrme-chanismen aufschlussreich, wie sie *von Keel* 1989 skizziert wurden.

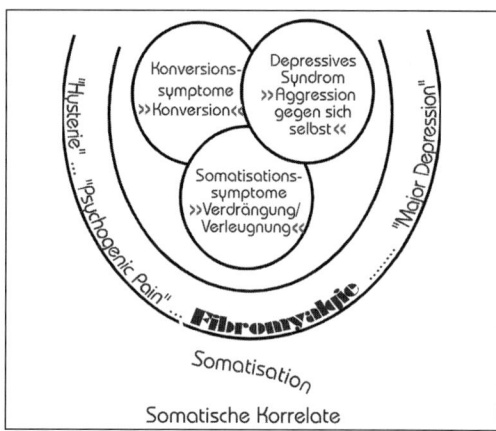

Abb. 3: Nosologische Zusammenhänge (Typen von Abwehrmechanismen)

Auf den Schmerz als Konversionsneurose hat u. a. *Adler* (1) hingewiesen und auf die sprach-lichen Zusammenhänge aufmerksam ge-macht.

Fernhalten von verpönten Wünschen oder Affekten		
Poena	=	Strafe oder Buße
Pain (engl.)		
	=	Schmerz
Peine (franz.)		
Penalty	=	Bestrafung

Tab. 6: Schmerz als Konversionsneurose (aus: *R. Adler, Schmerz*)

Er tritt in Konfliktsituationen auf, in denen verpönte Wünsche, Triebe oder Affekte vom Bewusstsein ferngehalten werden müssen: Das Symptom »Schmerz« bringt nicht nur verpönte Regungen ans Licht, sondern be-straft das Individuum dafür. »Verpönt« ist ver-wandt mit »poena« (lat.) = Strafe und »pain« (engl.) = Schmerz sowie mit »penalty« (engl.) = Bestrafung. In Kasteiung und Teufelsaus-treibung wird die Beziehung zwischen Schmerz und Bestrafung besonders deutlich, ebenso in der religiösen Vorstellung, dass Krankheit und Schmerz als göttliche Bestra-fung des schuldbeladenen Menschen in vielen Kulturen Bestand haben.

Fallbeispiel: Fibromyalgische Schmerzen und Depressionen begleiteten den 23jährigen Mann über Jahre, ohne dass organische Be-funde vorgelegen hätten. Erst in einem länge-ren therapeutischen Gespräch fand der Kranke unter heftiger emotioneller Erregung die Wor-te, um seinen ihn seit der Pubertät quälenden homosexuellen Neigungen Ausdruck zu ge-ben.

Dem primären und sekundären Krankheitsge-winn wird im Allgemeinen zu wenig Beach-tung geschenkt. Die Schmerzkrankheit ist im Stande, dem Patienten neue Beziehungen oder neue Existenzgrundlagen zu ermöglichen (sekundärer Krankheitsgewinn) oder ihm zur Neutralisation seines Konflikts zu verhelfen (primärer Krankheitsgewinn).

In Partnerkonflikten zum Beispiel kann das innere Gleichgewicht einer Partnerschaft er-halten bleiben, solange der kranke Partner we-gen seiner Erkrankung geschont wird (Kollu-

Primärer Krankheitsgewinn	⇨	Neutralisation des Konflikts
Sekundärer Krankheitsgewinn	⇨	Neue Beziehungsmöglichkeiten
	⇨	Neue Existenzgrundlagen

Tab. 7: Schmerzkrankheit und Krankheitsgewinn

sion). Würde er gesund werden, so käme der Konflikt zum Ausbruch (Kollision), *J. Willi* (9). Diese psychopathologische Situation trägt zum Verständnis der Therapieresistenz der Fibromyalgie bei.

Die Schmerzkrankheit eines Partners trägt zur Aufrechterhaltung des inneren Gleichgewichts bei:
- Wo zuvor neurotische Verhaltens- und Bezugsformen vorherrschen, tritt jetzt in der Dyade Ruhe und »Normalisierung« ein. Ein Paar schränkt sich ein auf die Welt der Krankheit.

Tab. 8:   (aus: *Willi, J.,* Die Zweierbeziehung)

Interessant von ihrem psychopathologischen Ansatz ist die Auffassung des Psychosomatikers *D. Beck* (3), wonach die psychosomatische Erkrankung einen Versuch der Selbstheilung darstellt, der allerdings oft misslingt.

Psychosomatische Erkrankung

Versuch, eine seelische Verletzung auszugleichen, einen inneren Verlust zu reparieren, einen unbewussten Konflikt zu lösen

Positive Ich-Leistung des seelischen Apparates

Schutz- und Abwehrfunktion des von psychischer Dissoziation bedrohten Menschen

---

Tab. 9:   Psychosomatische Erkrankung (aus: *Beck, D.,* Krankheit als Selbstheilung)

Auf die psychopathogenetische Rolle depressiver Zustände kann nur hingewiesen werden. Sie sind bei der Fibromyalgie gehäuft zu be-

obachten und müssen in den Behandlungsplan miteinbezogen werden. Umstritten ist, ob die Depression als eine der ursächlichen Faktoren anzusehen ist oder eher als Begleit- oder Folgezustand. Wahrscheinlich als unspezifischer Ausdruck einer neuroendokrinen Stressreaktion wird der Mangel an Serotonin und L-Tryptophan im Serum aufgefasst, und noch völlig offen ist die Bedeutung der bei einem Teil der Fibromyalgie-Patienten beobachteten Antikörper gegen Serotonin.

Die Therapie der Fibromyalgie aus psychosomatischer Sicht

Ob sich eine lokalisierte oder plurilokuläre Tendomyopathie zu einer Fibromyalgie entwickelt, lässt sich im Frühstadium nicht beurteilen. Deshalb sind die Behandlungsstrategien nach Früh-, Übergangs- und Spätstadien zu unterscheiden, wobei sich die Grenzen überschneiden können.

1. Das Frühstadium

Bei der Erstbegegnung haben die exakte somatische Abklärung und die darauf aufbauenden somatischen Behandlungen erste Priorität, unabhängig davon, welchen psychischen Eindruck ein Patient macht.

Auf den psychischen Eindruck ist kein Verlass
Absolute Priorität: Exakte somatische Abklärung
Psychosomatik im Hinterkopf

Tab. 10:   Erstbegegnung

Sollte sich nach längerer Therapieresistenz oder wiederholten Schmerzrückfällen ohne adäquates somatisches Substrat der Verdacht auf das Vorliegen einer Fibromyalgie ergeben, so wird der Arzt mit der Übergangsphase konfrontiert, die für den späteren Verlauf, d.h. die Chronifizierung und Invalidisierung, entscheidend sein kann.

2. Das Übergangsstadium

Es stellt sich die ärztliche Gewissensfrage vor erneuter Abklärung:

⇨ Dient diese primär dem Patienten oder dem Arzt?

⇨ Erwartet der Arzt von ihr wirklich neue Informationen?

⇨ Oder lässt er Schein- oder Verlegenheitsdiagnosen gelten (Tabelle 11) und erweitert die palliative Behandlung mit psychotherapeutischen Methoden wie Psychopharmaka, körperorientierte Psychotherapie, Tanztherapie oder Autogenes Training etc. (Tabelle 12).

- Chronisches Lumbovertebralsyndrom
- Fehlhaltung der Wirbelsäule
- Spondylarthrose
- Diskopathie

Tab. 11:   Schein- oder Verlegenheitsdiagnosen

Symptomatisch – Palliativ

- Antirheumatika
- Analgetika
- Myorelaxantia
- Psychopharmaka
- körperorientierte Psychotherapie
- Tanztherapie
- autogenes Training

Tab. 12:   Therapie psychorheumatischer Schmerzzustände

Trotz vielleicht besseren Wissens stellen sich dem Behandler große therapeutische Hindernisse:

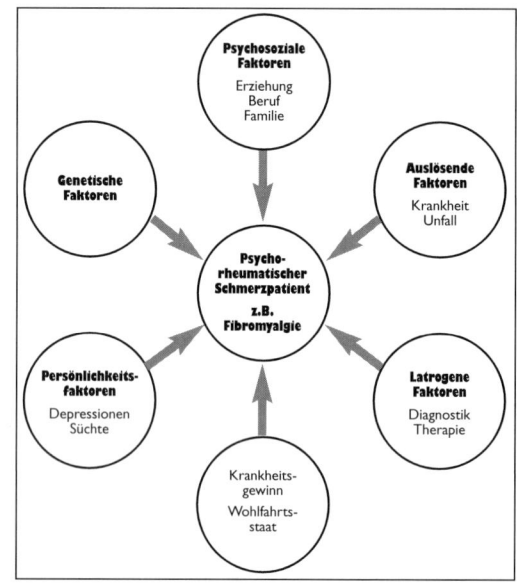

Abb. 4:   Pathogenetische Einflussgrößen auf Schmerz

⇨ Es bestehen zu viele pathogene Faktoren (Abbildung 4).

⇨ Es fehlt die ausreichende Zeit zum Gespräch, wobei existentielle Zwänge des niedergelassenen Arztes eine nicht unwesentliche Rolle spielen.

⇨ Die Überweisung an einen Psychotherapeuten oder in eine Schmerzsprechstunde stößt beim Arzt wie beim Patienten auf Widerstände.

⇨ Der Arzt lebt von seinen psychosomatischen Schmerzpatienten (»sägt nicht am Ast, auf dem er sitzt«). Eine interdisziplinäre Schmerzsprechstunde erweist sich als illusorisch, da Zuweisungen während des Übergangsstadiums kaum stattfinden, eine der Ursachen iatrogener Fixierung und Chronifizierung fibromyalgischer Schmerzzustände. Hierzu trägt auch die Prolongation der Arbeitsunfähigkeit bei, die durch

⇨ die Abklärung: langdauernd, verunsichernd und verschleiernd

⇨ das Arztverhalten: zu permissiv oder ablehnend

⇨ die Behandlung: unsicher, unbegrenzt und zu oft schonend-passiv bedingt ist.

In diesem Übergangsstadium ist es wichtig, an der bislang gestellten Verlegenheitsdiagnose zu zweifeln und sich des Satzes zu erinnern: »Die Diagnose stimmt zwar, dem Patienten jedoch fehlt etwas ganz anderes.« *(Robert Koch)* (5). Der Arzt sollte von dem vom Patienten bis zu diesem Zeitpunkt erlittenen Leidensweg betroffen sein und gewillt, ihn zu unterbrechen, wozu ein gewisses psychosomatisches Krankheitsverständnis Voraussetzung ist.

Der Arzt ist betroffen

↓

Psychosomatisches Krankheitsverständnis?

Aufdeckende kausale Therapie?

Zuständigkeit?

Tab. 13: Arzt und psychosomatisches Krankheitsverständnis

In diesem Zusammenhang stellen sich Fragen zu aufdeckenden-kausalen Therapiemöglichkeiten und nach der fachlich kompetenten Zuständigkeit. Wie bereits erwähnt, widersetzt sich der Fibromyalgie-Kranke im Allgemeinen der Vorstellung, psychotherapeutische Hilfe zu benötigen, da er sich nur somatisch krank fühlt.

Bis zu einem bestimmten Grad ist der erstbehandelnde Arzt für die ersten aufdeckenden Gespräche zuständig. Die Technik des therapeutischen Dialogs ist in Balint- und ähnlichen Gruppenausbildungen erlernbar.

Kausal – Aufdeckend

- therapeutischer Dialog
- Gruppengespräch
- Familientherapie
- Verhaltenstherapie
- Psychotherapie

Tab. 14: Therapie psychorheumatischer Schmerzzustände

3. Das Spätstadium

In diesem fixierten Schmerzzustand sind sowohl niedergelassene Ärzte als auch Kliniker und Gutachter gefragt. *Freyberger* und *Raspe* (4) haben die psychopathologischen Charakteristika dieser Patienten folgendermaßen zusammengefasst:

- mittelgradige bis starke seelische Leere und abnorme narzisstische Kränkbarkeit,
- übersetzte somatische Fixierung im Sinne der Histrionie,
- erhebliche Einschränkung des Konfliktbewusstseins,
- larvierte Depression.

Nach *Wengle* (8) haben sowohl Ursachensuche als auch Ursachenbekämpfung in den Hintergrund zu rücken, zumal die Ursache nur in den seltensten Fällen angehbar ist. Zum Hauptziel der Behandlung wird die Verhaltensoptimierung des Patienten im Umgang mit seinem Leiden.

Die Frage lautet nicht mehr »Warum ist der Patient krank?«, sondern »Wie kann er mit seinem Schmerz besser umgehen?« Statt Heilung wird die Eigenverantwortlichkeit und das Selbsthilfepotenzial zu fördern sein. Aber auch der Arzt muss fähig sein, die Schmerzen des Patienten besser zu ertragen. Er hat sich selbst umzuorientieren. »Die Prophylaxe der Chronifizierung und Invalidisierung beginnt im Kopf des Arztes« *(Wengle)*. Orientierungshilfen im Umgang mit dem funktionell chronisch Kranken, wozu auch der Fibromyalgiepatient gehört, sind *(D. Beck, Y. Frank, 1979)* (2):

- ⇨ Die Arzt-Patient-Beziehung hat eine reparative Funktion,
- ⇨ Distanzierung von therapeutischen Omnipotenzgefühlen,
- ⇨ Erkennen der eigenen Gefühle dem Patienten gegenüber,
- ⇨ Akzeptieren von palliativen und komplementären Behandlungsmethoden.

Statt einer Rehabilitation des chronischen Fibromyalgiepatienten ist seine »Habilitation« angezeigt: Falls alle Therapiebemühungen versagen, ist es nötig, den Kranken in einer Situation zu belassen und einzurichten, die nach allgemeingültigen Normen der Gesellschaft als asozial erscheint, dem Kranken jedoch entspricht. Vielleicht wäre diese Daseinsform als eine Form der Selbstheilung psychischen Krankseins zu verstehen und anzunehmen (*D. Beck,* 1981) (3). Auf diese Weise könnte auch die beinahe endlose Begutachtungsspirale endlich unterbrochen werden.

Wird die Arbeitsunfähigkeit durch verschiedene Faktoren fixiert, fehlt in der Regel auch die Motivation zur Rehabilitation (Tabelle 15).

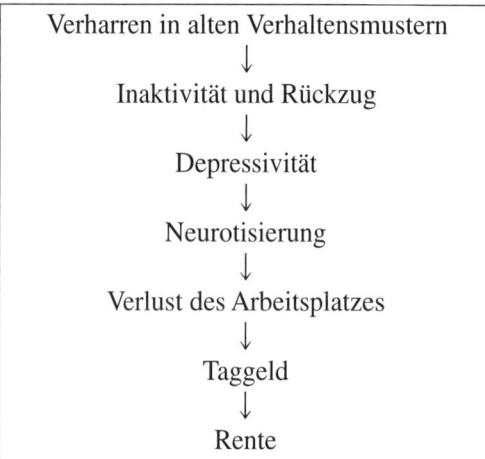

Tab. 15: Fixierung der Arbeitsunfähigkeit

Schlussbemerkung

Es wird versucht, dem Wesen der Fibromyalgie als funktionelle Schmerzerkrankung über psychopathologische Erkenntnisse näherzukommen. Therapeutische Überlegungen haben sich je nach Früh-, Übergangs- oder Spät-

stadium zu richten. Missverständnisse führen zu iatrogener Fixierung und dauernder Arbeitsunfähigkeit. Zu deren Faktoren gehört auch die Tatsache, dass es **keine Rehabilitation ohne Motivation** geben kann.

Literatur

1. *Adler, R.:* Schmerz. In: *von Uexküll, Th.* (Hrsg.), Lehrbuch der psychosomatischen Medizin. München – Wien – Heidelberg: Urban und Schwarzenberg, 1979, 501.
2. *Beck, D., Y. Frank.:* Der therapieresistente psychosomatische Kranke und sein Arzt. Basel: Hoffmann-La Roche (Folia psychopractica, 2) 1979.
3. *Beck, D.:* Krankheit als Selbstheilung. Frankfurt am Main: Insel, 1981
4. *Freyberger, H., H. Raspe:* Psychosomatische Probleme in Therapie und Rehabilitation weichteilrheumatischer Erkrankungen. Z. Phys. Med. Baln. Med. Klim. 13 (1984): 331.
5. *Koch, R.,* zit. in: *Schelling, W. A.:* Wege des Menschen zu sich selbst. Neue Züricher Zeitung, 143 (1990): 26.
6. *Moorahrend, U.:* Problemdiagnose Fibromyalgie (in Vorbereitung). Stuttgart – Jena – New York: Gustav-Fischer-Verlag.
7. *von Uexküll, Th.:* Funktionelle Symptome in der Inneren Medizin. In: *Uexküll, Th.* (Hrsg.): Lehrbuch der Psychosomatischen Medizin. München – Wien – Heidelberg: Urban und Schwarzenberg, 1979, S. 455.
8. *Wengle, H. P.:* Prävention der Invalidisierung: Die Rolle des Arztes. Schw. Rundsch. Med. Prax. 74, 38 (1985): 1020.
9. *Willi, J. (1975):* Die Zweierbeziehung. Rowohlt, Reinbek, 1975, 223.

Weiterführende Literatur

Keel, P. J.: Fibromyalgie. Stuttgart – Jena – New York: Gustav-Fischer-Verlag, 1995
Müller, W. (Hrsg.): Generalisierte Tendomyopathie (Fibromyalgie). Darmstadt: Steinkopff, 1991
Weintraub, A.: Psychorheumatologie. Basel: Karger, 1985.

Die Therapie des Fibromyalgie-Syndroms – Plädoyer für einen interdisziplinären Ansatz

J. Lautenschläger

Auf Grund der gegenwärtig gültigen Kriterien für das Fibromyalgie-Syndrom ist bereits bei Diagnosestellung von einem chronifizierten Schmerzsyndrom auszugehen. Jeder Behandler sollte sich von vornherein über die Tatsache im Klaren sein, dass er ein chronisches und nicht ein akutes Krankheitsbild behandelt. In einer Untersuchung aus dem Jahre 1993 in Nottingham konnte gezeigt werden, dass vier Jahre nach Diagnosestellung noch 85% der untersuchten Patienten am Vollbild des Fibromyalgie-Syndroms litten und bei insgesamt 97% noch anhaltende Schmerzen vorhanden waren (*Ledingham* et al. 1993). Als Arzt muss man diese Patienten auf einem langen und mühseligen Weg begleiten. Voraussetzung hierfür ist deshalb eine tragfähige Arzt-Patientenbeziehung, die auch Belastungen und Rückschlägen Stand hält.

Vor Therapiebeginn gilt es zunächst, die Diagnose zu sichern. Hierbei sollten die etablierten Diagnosekriterien zur Anwendung kommen (Literaturstelle J. Heisel in Problemdiagnose Fibromyalgie), da unter der Diagnose Fibromyalgie-Syndrom nicht alle möglichen, bis dahin noch nicht recht klassifizierbaren chronischen Schmerzzustände subsumiert werden dürfen. Nach Ausschluss aller differenzial-diagnostischen Erkrankungen gilt es dann als erstes, den Patienten über die Chronizität seines Leidens aufzuklären (Tabelle 1). Hierbei sollten seine Erfolgserwartungen gesenkt werden, ohne ihn zu desillusionieren. Die lapidare Bemerkung: »Sie müssen halt mit Ihren Schmerzen leben«, ist in diesem Zu-

sammenhang kaum hilfreich. Wie bei anderen chronischen Erkrankungen, z.B. beim Asthma bronchiale oder der chronischen Polyarthritis, so ist auch beim Fibromyalgie-Syndrom mit Rückschlägen zu rechnen. Um zu vermeiden, dass der Patient alle Therapieversuche von vornherein ablehnt und sich seinem Schicksal fügt, sollte man ihm realistische Therapieziele aufzeigen.

Bei Patienten, bei denen die Diagnose Fibromyalgie-Syndrom bereits früher gestellt wurde, besteht ebenfalls noch sehr häufig ein Aufklärungsbedarf, da bei der Vielzahl von öffentlich zugänglichen Medien die Gefahr einer Desinformation mit ebenfalls zu hohen Erwartungshaltungen an einzelne schulmedizinische und nicht schulmedizinische Methoden besteht. Ein gut informierter Patient ist als chronisch Kranker besser zu betreuen als ein uninformierter oder gar verklärtes Individuum. Das von der Deutschen Gesellschaft für Rheumatologie erarbeitete Patientenschulungsprogramm eignet sich besonders gut zur Aufklärung Betroffener.

Da die Pathogenese nur bruchstückhaft bekannt ist, fällt es schwer, ein rationales, in sich abgerundetes Therapiekonzept vorzustellen. Zum jetzigen Zeitpunkt wird diskutiert, dass die Hemmung des antinociceptiven Systems bzw. eine erhöhte Aktivität des pronociceptiven Systems eine wesentliche Rolle bei Entstehung und Unterhaltung spielen können (*Mense* 2000). Hierfür spricht auch, dass bei dem Patienten anamnestisch schon in der Ju-

---

Wichtige Informationen bei der Erstaufklärung eines Patienten:

Sie haben keine bösartige Erkrankung.
Eine Zerstörung von Gelenken oder Wirbelsäule ist nicht zu erwarten.
Bleiben Sie aktiv und in Bewegung, aber übernehmen Sie sich dabei nicht.
Schnelle Hilfe ist kaum zu erwarten.
Achten Sie auf ausreichenden Schlaf.
Es besteht ein Zusammenhang zwischen Stress, Schmerz, Muskelverspannung und schlechtem Schlaf.
Zur Therapie sind keine Kortikosteroide notwendig.

Tab. 1: Erstaufklärung des Patienten

gend außerordentlich intensive Schmerzerlebnisse stattfanden. Es sollte deshalb alles darauf ausgerichtet werden, weitere schmerzhafte Reize im Alltag zu vermeiden. Hierzu gehört eine gezielte Ergotherapie, die den Patienten über Schmerz vermeidende Arbeitstechniken, Alltagshilfen, ergonomische Arbeitsplatzanpassung und -organisation unterrichtet.

Die Fibromyalgie ist in der Regel keine Einbahnstraße von der Schmerzfreiheit zum Ganzkörperschmerz. Vielmehr ist von einem Auf und Ab der Schmerzintensität auszugehen, wobei zwar weit ausgedehnte Schmerzen vorhanden sind, bestimmte Körperregionen aber das Schmerzbild dominieren. Diese gilt es, sorgfältig klinisch zu untersuchen und, bei ausreichendem Verdacht, auch einer weiteren, rationellen Abklärung zuzuführen. Im weiteren Therapieverlauf sollten diese in den Mittelpunkt der Bemühungen rücken.

Physikalische Therapie

In der physikalischen Therapie werden mechanische, thermische, elektrische und andere Energieformen zu therapeutischen Zwecken eingesetzt. Da die Schmerzschwelle, insbesondere die Druckschmerzschwelle, bei Patienten im Sinne einer Sensibilisierung herabgesetzt ist, sollten Therapieformen mit hoher

Reizintensität vermieden werden. Es ist deshalb von ganz besonderem Interesse, dass die positiven Effekte eines aeroben Ausdauertrainings am besten belegt sind (*Offenbächer* et al. 2000, *Sim* et al. 1999). Ein aerobes Ausdauertraining dient in erster Linie dazu, der in der Regel vorgefundenen Dekonditionierung entgegen zu wirken. In der Praxis muss man aber konstatieren, dass es durchaus schwierig sein kann, Patienten mit hoher Schmerzintensität zu einem intensiven Ausdauertraining zu bewegen. Dies gelingt nur, wenn das Training auf einem besonders niedrigen Belastungsniveau beginnt und langsam gesteigert wird. Auf keinen Fall sollte bis zur Erschöpfung oder zur Schmerzgrenze trainiert werden, da mit einem lang anhaltenden Schmerzrezidiv gerechnet werden muss. Vor Beginn einer Trainingstherapie sollte deshalb der Patient angehalten werden, das Training rechtzeitig zu beenden. **Aufhören zu einem Zeitpunkt, bei dem man meint, dass immer noch etwas geht!**

Im Mittelpunkt der physikalischen Therapie steht neben der Schmerzreduktion vor allen Dingen die Beeinflussung der Muskelschwäche, der Dekonditionierung und der Müdigkeit. Liegen zusätzlich muskuläre Verspannungen vor, so sind Massagen indiziert. Bei einer hohen Reizintensität, oder in besonders schweren Fällen auch bei einer normalen Intensität der Massage, kann es durchaus zu

Schmerzverstärkungen kommen. Hierbei kann auf eine Unterwassermassage übergegangen werden, ggf. müssen die Massagen ganz abgesetzt werden. Finden sich zusätzlich Blockierungen im Bereich der Wirbelsäule oder an Gelenken, sollte auf eine Manipulation mit Impuls verzichtet werden, da dies möglicherweise Schmerz verstärkend wirken kann. Weichteiltechniken ist in diesem Fall der Vorzug zu geben.

Ebenso können z.B. Moorbäder erheblich belastend wirken, sodass in der Wärmetherapie die weniger belastenden Packungen zu bevorzugen sind. Auch Wärme induzierende Hochfrequenztherapien können mit Erfolg eingesetzt werden. Einen gewissen Stellenwert hat auch die Ganzkörperkältetherapie (*Samborski* et al. 1992), da eine Untergruppe eher auf Kälte denn auf Wärme anspricht. Hierfür dürfte die ausgeprägte detonisierende Wirkung bei Muskelverspannungen ursächlich verantwortlich sein. Ein Therapieversuch ist deshalb gerechtfertigt. Sollte hierdurch allerdings kein positiver Effekt zu bewirken sein, oder sollte es im Gegenteil zu einer Zunahme der Schmerzintensität kommen, so ist diese Therapie sofort zu unterbrechen und durch eine Wärmetherapie zu ersetzen.

Auch balneologische Maßnahmen scheinen einen gewissen Stellenwert zu haben (*Sim* 1999). Insgesamt muss das physikalische Programm aber individuell auf den Patienten abgestimmt werden. Die Regel, dass entzündliche Erkrankungen eher auf Kälteanwendungen und degenerative Veränderungen eher auf Wärmeanwendungen ansprechen, kann nicht ohne weiteres auf das Fibromyalgie-Syndrom übertragen werden.

Wesentlicher Bestandteil der Therapie ist ein gezieltes krankengymnastisches Übungsprogramm. Dies kann sowohl in Einzel- als auch in Gruppentherapie erfolgen. Ziel ist es, verkürzte Muskulatur zu dehnen sowie die Koordination, die Muskelkraft und Ausdauer zu verbessern. Bewährt hat sich, wenn die Übungen in einer lockeren spielerischen Form, eventuell mit Musikunterstützung, umgesetzt werden. Hierdurch wird der Patient von seinen Schmerzen abgelenkt und ist in der Lage, besser zu entspannen. Gleichzeitig bereitet ihm die Therapie auf diese Weise mehr Spaß. Ein Heimprogramm zum Selbstüben sollte in jedem Fall erarbeitet werden. Wie bei anderen physikalischen Maßnahmen so gilt auch hier, den Patienten nicht zu übermotivieren, um ihn auf einem akzeptablen Belastungsniveau üben zu lassen. In diese Therapien können auch Entspannungstechniken eingearbeitet werden, die immer wieder für Pausen sorgen.

Ergänzend zum Heimprogramm sollte ein regelmäßiges Funktionstraining in Gruppen durchgeführt werden. Es ist darauf zu achten, dass bei Gruppentherapien die Gruppen möglichst homogen zusammengesetzt sind, um einen ausreichenden gruppendynamischen Prozess zu gewährleisten. Eine Durchmischung dieser Gruppen, z.B. mit reinen Rückenschmerzpatienten, Patienten mit Spondarthropathien oder anderen Erkrankungen, ist nicht sinnvoll, da die Gefahr besteht, dass das Belastungsniveau nicht ausreichend angepasst werden kann.

Medikamentöse Therapie

Die medikamentöse Therapie stellt ein besonderes Problem dar. Zahlreich sind die verschiedenen Substanzen, die erprobt wurden (*Buskila* 1999). Aber nur wenige haben sich bewährt, und nur diese sollen hier Erwähnung finden. Am besten untersucht ist die low-dose-Therapie mit tri- und tetrazyklischen Antidepressiva. Mit ihnen wird nicht nur versucht, kurz- und mittelfristig den Schmerz zu beeinflussen, sondern man erwartet von ihnen auch einen Effekt auf den häufig gestörten Schlaf. Um eine bessere Akzeptanz bei den Patienten zu erreichen, sollte mit einer niedrigen Dosis, z.B. 10 mg Amitriptylin, begonnen werden. In Abständen von zwei bis drei Tagen kann diese Substanz in Schritten zu 10 mg bis zu einem

Maximum von 50 mg gesteigert werden. Es gibt aber auch Patienten, die bereits von deutlich niedrigeren Dosen profitieren (*Jaeschke* et al. 1991), sodass eine Steigerung bis 50 mg nicht immer ratsam ist. Bei Patienten, die auf eine Monotherapie nicht ausreichend ansprechen, kann diese Substanz mit einer morgendlichen Gabe von 20 mg Fluoxetin weiter kombiniert werden. Die Amitriptylin-Dosis sollte so lange gesteigert werden, bis ein ausreichend guter Schlaf erreicht ist. Nach Ergebnissen in Studien muss aber davon ausgegangen werden, dass nur etwa ein Drittel der Patienten auf eine medikamentöse Therapie anspricht (*Lautenschläger* 2000). Trotz der sehr niedrigen Ansprechrate sollte auf Grund der Therapieresistenz und den begrenzten Möglichkeiten bei jedem Patienten aber ein Versuch der medikamentösen Beeinflussung gemacht werden.

Nichtsteroidale Antirheumatika zeigten sich in verschiedenen Studien Placebos nicht überlegen. Ihr Einsatz ist nur dann gerechtfertigt, wenn neben der Fibromyalgie auch degenerative oder entzündliche Mechanismen bei der Schmerzgenese eine Rolle spielen. Kortikosteroide zeigten in einer Placebo kontrollierten Studie keinen therapeutischen Effekt (*Clark* et al. 1985). Möglicherweise profitierten einige wenige Patienten im beschränkten Umfang von der psychotropen Wirkung dieser Substanzklasse. Die langfristig zu erwartenden unerwünschten Wirkungen rechtfertigten aber keine Kortikosteroidtherapie. Auch bei Sedativa ließ sich kein wesentlicher Effekt nachweisen. Nur in der Kombination mit Ibuprofen konnte in einer Studie ein geringer Vorteil gezeigt werden. Hierbei ist aber zu berücksichtigen, dass bei Benzodiazepinen ein erhebliches Abhängigkeitsrisiko besteht und der therapeutische Einsatz deshalb gegen den zu erwartenden geringen Effekt abgewogen werden muss. Insgesamt sollte deshalb auf die Gabe von Sedativa verzichtet werden (*Lautenschläger* 2000). Sollte ein sedierender Effekt, z.B. um den vielfach gestörten Schlaf zu verbessern, gewünscht werden, so können auch trizyklische Antidepressiva, z.B. Trimipramin, eingesetzt werden.

Obwohl Opioide bei chronischen Schmerzzuständen zunehmend eingesetzt werden, sind sie bezüglich ihrer Wirksamkeit beim Fibromyalgie-Syndrom schlecht untersucht. Darüber hinaus klagen die Patienten sehr häufig über Nebenwirkungen, z.B. Benommenheit, sodass erfahrungsgemäß diese Medikamente von den Patienten häufig selbst abgesetzt werden.

Psychologische Therapieformen

Ahles et al. konnten in einer geblindeten Untersuchung bei rund der Hälfte der Patienten eine psychische Störung nachweisen. In der Regel handelt es sich um Depressionen oder Angststörungen (*Ahles* et al. 1991). Ein typisches psychopathologisches Bild existiert aber nicht (*Ahles* et al. 1991, *Keel* 1991), sodass ein spezielles, psychotherapeutisches Therapieverfahren generell nicht empfohlen werden kann. Viele Patienten verneinen psychosoziale Konflikte oder eine Psychogenese, da sie eher ein somatisches Krankheitsverständnis haben. Ein leistungsorientierter Lebensstil, der Hang zum Perfektionismus, das Streben nach Selbstständigkeit und Überlegenheit sowie die Unfähigkeit zur Erholung und zum Genuss (*Mau* et al. 1991) sind Hinweise auf ein ineffizientes Stress- und Problembewältigungsverhalten. Der Arzt sollte den Patienten für diese Zusammenhänge sensibilisieren und ihn auf psychologische Einzel- und Gruppentherapien zur Problemlösung hinweisen. Neben der Gesprächstherapie können dem Patienten psychologische Schmerz- und Entspannungstherapien, wie z.B. progressive Muskelrelaxation, angeboten werden. Dieser Ansatz kann dem Patienten den Kontakt zum Psychologen erleichtern und eventuell vorhandene Vorurteile abbauen.

Multidisziplinärer Ansatz

Einfache Lösungen sind bei komplizierten Problemen selten erfolgreich. Es gibt bisher keinen einzelnen, Erfolg versprechenden therapeutischen Ansatz. In teils kontrollierten (*Keel* et al. 1998) und teils unkontrollierten (*Gowans* et al. 1999, *Bailey* et l. 1999) Studien konnte gezeigt werden, dass ein multidisziplinärer Ansatz eine Besserung bewirken kann und reinen Entspannungstherapien überlegen ist. Hierzu ist aber ein Team aus Ärzten, Psychologen, Physio-, und Ergotherapeuten notwendig. In diesem Zusammenhang ist es wichtig, dass alle Beteiligten ein gemeinsames Konzept verfolgen und Einigkeit über die therapeutischen Ziele besteht (*Keel* 1999).

Schließlich sollte man sich nicht scheuen, Kontakt mit den örtlichen Selbsthilfegruppen aufzunehmen und, wo immer möglich, mit ihnen zusammenzuarbeiten. Der gegenseitige Einfluss der Patienten untereinander darf nicht unterschätzt werden. So kann der Abbau von Vorurteilen gegen das eine oder andere Therapieverfahren häufig besser von Betroffenen geleistet werden, als dies durch noch so viel aufklärende Bemühungen von professioneller Seite möglich ist.

Literatur

1. *Ahles, T. A. [et al.]:* Psychiatric status of patients with primary fibromyalgia, patients with rheumatoid arthritis, and subjects without pain: A blind comparison of DSM-III diagnoses. Am. J. Psychiatry. 148 (1991) 1721–1726.
2. *Bailey, A. [et al.]:* A comparative evaluation of a fibromyalgia rehabilitation program. Arthritis. Care. Res. 12 (1999) 336–340.
3. *Buskila, D.:* Drug therapy. Baillieres Best Prac Res Clin Rheumatol 13 (1999) 479–485
4. *Clark, S. [et al.]:* A double blind crossover trial of prednisone versus placebo in the treatment of fibrositis. J. Rheumatol. 12 (1985) 980–983.
5. *Gowans, S. E. [et al.]:* A randomized, controlled trial of exercise and education for individuals with fibromyalgia. Arthritis. Care. Res. 12 (1999) 120–128.
6. *Heisel J., J. Weber, M. Braun:* Diagnostische Kriterien bei Fibromyalgie. In: *Moorahrend, U. (Hrsg.):* Problemdiagnose Fibromyalgie. Spitta Verlag, Balingen, 1. Aufl. (1997), S. 77–84.
7. *Jaeschke, R. [et al.]:* Clinical Usefulness of Amitriptyline in Fibromyalgia: The Results of 23 N-of-1 Randomized Crontrolled Trials. J. Rheumatol. 18 (1985) 447–451.
8. *Keel, P.:* Pain management strategies and team approach. Baillieres Best Prac Res Clin. Rheumatol. 13 (1999) 493–506.
9. *Keel, P.J. [et al.]:* Comparison of integrated group therapy and group relaxation training for fibromyalgia. Clin. J. Pain. 14 (1998) 232–238.
10. *Keel, P.:* Die Psychotherapie bei der generalisierten Tendomyopathie (GTM). In: *Müller, W. (Hrsg.):* Generalisierte Tendomyopathie (Fibromyalgie). Steinkopff Verlag Darmstadt, 1991, S. 341–348.
11. *Lautenschläger, J.:* Present state of medication therapy in fibromyalgia syndrome. Scan. J. Rheumatol. (Suppl. 113) (2000) 32–36.
12. *Ledingham, J. [et al.]:* Primary fibromyalgia syndrome – an outcome study. Br. J. Rheumatol. 32 (1993) 139–142.
13. *Mau, W. [et al.]:* Typ-A-Verhalten und Kontrollambitionen bei Patienten mit einem primären fibromyalgischen Syndrom. In: *Müller, W. (Hrsg.):* Generalisierte Tendomyopathie (Fibromyalgie). Steinkopff Verlag Darmstadt, 1991, S. 211–213.
14. *Mense, S.:* Neurobiological concepts of fibromyalgia – the possible role of descending spinal tracts. Scand. J. Rheumatol. (Suppl. 113) (2000) 24–29.
15. *Offenbächer, M. [et al.]:* Physical therapy in the treatment of fibromyalgia. Scan. J. Rheumatol. (Suppl. 113) (2000) 78–85.
16. *Samborski, W. [et al.]:* Intraindividueller Vergleich der Ganzkörperkältetherapie und einer Wärmebehandlung mit Fangopackungen bei generalisierter Tendomyopathie (GTM). Z. Rheumatol. 51 (1992) 25–31
17. *Sim, J. [et al.]:* Physical and other non-pharmacological interventions for fibromyalgia. Baillieres Best Prac Res Clin Rheumatol 13 (1999) 507–523.

Konsensus-Statement zur Fibromyalgie Füssen, Oktober 1995

Konsensus-Statement zur Fibromyalgie

Füssen, Oktober 1995

Teilnehmer

Berg, P. A., Tübingen
Fassbender, H. G., Mainz
Heisel, J., Bad Urach
Keel, P., Basel
Klußmann, R., München
Menninger, H., Bad Abbach
Moorahrend, U., Füssen
Müller, W., Bad Säckingen
Neeck, G., Gießen
Pongratz, D., München
Radanov, B. P., Bern
Reimers, C. D., Göttingen
Schupp, W., Füssen
Weintraub, A., Zürich
Zimmermann, M., Heidelberg

Definition

Die Umschreibung Fibromyalgie orientiert sich am Hauptsymptom, dem spontanen muskulo-skelettalen Schmerz. Die Fibromyalgie beschreibt Muskelschmerzen mit hauptsächlich stammnaher Lokalisation sowie periartikulär im Muskel/Sehnen-Ansatzbereich vorwiegend der großen Gelenke.

Der Muskelweichteilschmerz geht nicht nur mit einer Druckschmerzhaftigkeit im Bereich besonderer Palpationspunkte (sogenannte tender points) einher, vielmehr besteht zusätzlich eine allgemeine Herabsetzung der Schmerzschwelle. Diese Schmerzen sind oft von funktionellen, vegetativen und psychischen Störungen begleitet. Diese Phänomene unterscheiden die Fibromyalgie von anderen Muskel-/Weichteilschmerzen.

Es gibt keine Hinweise auf ein entzündliches rheumatisches Geschehen. Die Krankheit wird auch als anhaltende somatoforme Schmerzstörung bezeichnet. Es bestehen enge Beziehungen (teilweise gleichartige Beschwerden) zum »chronic fatigue syndrome«.

Pathogenese

Es wird eine multifaktorielle Pathogenese angenommen, wobei neben somatischen Komponenten vor allem psychosoziale Dauerbelastungen und psychische Stressreaktionen eine Rolle spielen, die zentrale endokrinologische und zentralnervöse sowie periphere muskel- und neurophysiologische Dysregulationen bewirken können.

Neueste Untersuchungen lassen den Schluss zu, dass bei der Krankheitsentwicklung möglicherweise eine metabolische Störung im zentralen Schmerzregulationszentrum zusammen mit einem fakultativen Mangel an Hypophysen-Vorderlappenhormonen, unter anderem dem somatotropen Hormon, vorliegt.

Bei Fibromyalgie wurde im Serum ein Mangel an Serotonin und L-Tryptophan beschrieben. Alle diese Befunde sind unspezifischer Ausdruck einer neuroendokrinen Stressreaktion.

Inwieweit die bei einem Teil der Patienten beobachteten Antikörper gegen Serotonin einen Einfluss auf diesen Befund haben, ist noch völlig offen und bedarf weiterer immunologischer Forschungsergebnisse.

Bei der Fibromyalgie ist eine Erhöhung von Substanz P, einer Transmittersubstanz der Synapsen sensorischer Nervenfasern, im Liquor beschrieben worden. Eine Schwellenerniedrigung für nozizeptive Reize ist vorhanden. Diese kann durch biochemische Vorgänge im Bereich der Synapsen im Hinterhorn des Rückenmarks und/oder ultrastrukturelle Veränderungen (in der direkten Umgebung des Nozizeptors in der Peripherie) hervorgerufen sein. Diese Schwellenerniedrigung kann aber auch durch jede zentralnervöse Veränderung mitbeeinflusst werden. Außer in der Muskulatur gibt es – wenn auch zahlenmäßig geringer – Nozizeptoren im gesamten Stütz- und Bindegewebe.

Klinik

Bei der Fibromyalgie finden sich über einen Zeitraum von mindestens drei Monaten über den Körper verteilt anhaltende Schmerzen von unterschiedlicher Stärke. An definierten Körperstellen existieren schmerzhafte Palpationspunkte (tender points).

Die tender points sind auf einen definiert ausgeübten Fingerdruck mit 4 kp, besser: Tensiometerdruck, vermehrt schmerzempfindlich.

Sie finden sich in folgenden Körperregionen:

Region 1:   Kopf – Hals – Nacken
Region 2:   Schulter – Arme
Region 3:   vordere/hintere Rumpfseite
Region 4:   Becken – Hüften – Beine

Die Anzahl der tender points kann je nach Untersuchungstechnik differieren. Bei dem Vollbild der Fibromyalgie sind es mindestens die Hälfte bis zwei Drittel aller tender points (z.B. elf von 18). Es müssen in mindestens drei der vier angeführten Körperregionen tender points zu finden sein.

Die tender points treten im Bereich des Stammes gehäuft beidseitig auf.

Erklärung:

A) tender points:

Topografisch fest definierte Punkte beidseitig am Körper über Muskel- und Sehnenansätzen sowie vereinzelt im Bereich von Gelenken, die auf einen Druck (z.B. Fingerdruck) entsprechend der Auflage einer Masse von vier Kilogramm pro cm^2 Körperoberfläche übermäßige Schmerzempfindungen auslösen.

Sie sind zu unterscheiden von den das myofasziale Schmerzsyndrom kennzeichnenden

B) trigger points:

Gut lokalisierbare, meist strangförmige Muskelverhärtungen (taut bands). Bei deren Stimulation kommt es zu ausstrahlenden Schmerzen und gegebenenfalls einer umschriebenen Muskelkontraktion. Sie können theoretisch in jedem palpierbaren Muskel auftreten, sie haben kein festes Verteilungsmuster. Triggerpunkte können durch gezielte Infiltration mit Lokalanästhetika schmerzfrei gemacht werden.

Der Schmerzverlauf der Fibromyalgie ist typischerweise in der Intensität etwa gleichbleibend, überdauert die Drei-Monats-Grenze, kann schubförmig progredient oder remittierend sein.

Mehr als 80% der Fibromyalgie-Patienten sind Frauen.

Degenerative Gelenk- und Bindegewebsschäden (Arthrose, Bandscheibendegeneration, Gelenkkontrakturen anderer Art) können gleichzeitig vorliegen, sie sind aber als hauptsächlicher Schmerzauslöser durch klinische und bildgebende Untersuchung auszuschließen.

Als häufigste Symptome treten bei Fibromyalgie auf:
• merklicher Abfall der körperlichen Leistungsfähigkeit

- Schlafstörungen (schlechter, nicht erholsamer Schlaf)
- schnelle Ermüdbarkeit
- Kopfschmerzen (zum Teil migräneartig)
- Spannungs-/Schwellungsgefühl und Schwellungen an den Gelenken mit Morgensteifigkeit
- Kälteempfindlichkeit

Die aufgezählten Symptome zählen in ihrer Gesamtheit als weiteres anamnestisches Diagnosekriterium.

In unterschiedlicher Häufigkeit können an vegetativen und funktionellen Beschwerden hinzutreten:
- Herz-/Atembeschwerden (funktionelle Störungen)
- Colon irritabile (gastrointestinale Störungen)
- Dysmenorrhoe
- Dysurie
- Neigung zu Orthostase
- Schwindel
- Hyperhidrosis
- kalte Akren
- Tremor

Sämtliche Symptome findet man auch beim »chronic fatigue syndrome«.

Im Zusammenhang mit der Diagnosestellung der Fibromyalgie müssen ausgeschlossen werden:
- ein viraler/bakterieller Infekt
- Nebenwirkungen von Pharmaka
- neurologische Erkrankungen (z.B. Muskeldystrofie, Lyme disease, Myositiden)
- ein paraneoplastisches Syndrom
- Kollagenosen
- eine chronische Polyarthritis
- Hyper-/Hypothyreose, Hyperparathyreoidismus

Bei Anamneseerhebung soll nach folgenden Einzelheiten gefragt werden:
- merklicher (unerklärlicher) Abfall der körperlichen Leistungsfähigkeit

- Schlafstörungen (besonders schlechter, wenig erholsamer Schlaf)
- schnelle Ermüdbarkeit
- Kopfschmerzen (migräneähnlich)
- Globusgefühl
- Spannungsgefühl und Schwellneigung an den Gelenken
- Par- und Dysästhesien
- Mund-/Augentrockenheit
- allergische/hypererge Disposition
- psychopathologische Veränderungen (depressive Verstimmung, neurotische Störungen, Angstzustände)

Bei klinischer Untersuchung:
- typischer muskulo-skelettaler Schmerz, der an festgelegten Palpationspunkten auf definierten Druck (Tensiometer/Fingerdruck) als besonders stark empfunden wird.
- normaler Muskel- und Gelenkstatus

Häufige Begleitbefunde:
- Sozialanamnese
  - Patienten, zumeist sozial integriert, erscheinen überangepasst neigen zu Pedanterie,
  - häufig sekundär isoliert/einsam,
  - im Patient/Arzt-Gespräch mal neurotisch depressiv oder gereizt, aggressiv, uneinsichtig, mal »nett, brav, lieb«,
  - bei den meisten finden sich Störungen in der Stressbewältigung.

Bei einer Vielzahl der Fibromyalgiepatienten findet man eine schmerzbedingte Abschwächung von Muskelkraft, besonders gegenüber Ausdauer- und Maximalkraftanforderungen. Sie betrifft obere und untere Extremitäten gleichermaßen und liegt deutlich unter einer vergleichbaren Altersnorm.

Therapievorschläge

Allgemein
Eine vertrauensvolle Arzt-Patienten-Beziehung ist Grundvoraussetzung. Hierin ist es wichtig, nach Diagnosestellung und ausführ-

lichen, ggf. öffnenden Gesprächen ein Behandlungsziel zu definieren (Patient unterzieht sich einer Therapie, in der Erwartung beschwerdefrei zu werden, äußert diesen Wunsch aber selten offen). Dem Fibromyalgie-Patienten muss deutlich gemacht werden, dass das Erreichen einer völligen Beschwerdefreiheit die Ausnahme darstellt.

Psychotherapie
- Konfliktsuche bzw. -lösung als kausalen Behandlungsweg
- Verhaltensmedizinische Therapieansätze wie Schmerzbewältigungstraining
- Vermittlung von Visualisierungstechniken, Schmerzwahrnehmungsschulung, Schulung der Selbstverantwortung.
- Psychologisch/psychotherapeutisch Aufnahme eines Entspannungstrainings (progressive Muskelentspannung/autogenes Training).

Pharmakotherapie
Schmerzen werden durch peripher wirksame Analgetika (Paracetamol) oder nicht steroidale Antirheumatika, in Einzelfällen versuchsweise mit Tramadol, behandelt. Bei Ausbleiben eines therapeutischen Effektes nach sieben bis zehn Tagen Gabe von niedrig dosierten Antidepressiva (Amitriptylin/Trimipramin) und einer Reihe weiterer Medikamente (Hydroxytryptophan, Ademetionin, Fluoctazin) deren Wirksamkeit noch nicht bewiesen ist. Noch im Stadium der klinischen Prüfung sind gegenwärtig 5-HT-3-Rezeptor-Antagonisten.

Physikalische Therapie
Der behandelnde Physiotherapeut muss über Wesen der Erkrankung und therapeutische Ansätze aufgeklärt sein (werden).

Einstieg in ein medizinisch begleitetes, nach individuellen Leistungsparametern aufgebautes Ausdauertraining, z.B. Jogging, Walking, Fahrrad fahren, Tanzen, (Krafttraining), als ein aerobes Fitnesstraining.

Wichtig dabei:
- individuelle Dosierung körperlicher Belastungen
- Erarbeiten und Erlernen von Dehntechniken für verkürzte Muskulatur
- Tonisierung hypotoner Muskeln
- Durchführung einer Rücken- und Haltungsschulung
- manuelle Techniken mit segmentaler Mobilisation bewegungsgestörter WS-Abschnitte
- Erproben und Einsatz von analgetisch wirksamen Strömen
- Nach individuellem Ansprechen Einsatz von Kälte oder Wärme.

Schlussbemerkung

Bei der Fibromyalgie zeigt das Neuroendokrineum Veränderungen. Diese wirken unter anderem auf den Muskelstoffwechsel ein und verändern dadurch die Qualität der Muskelarbeit. Ob es sich hierbei nur um unspezifische Epiphänomene handelt oder sie krankheitsspezifisch sind, ist noch nicht geklärt (auch bei Depressionen sieht man Störungen des ACTH-Cortisol-Regelkreises). Die Muskulatur bei Fibromyalgie neigt zu
- schneller Ermüdung,
- Abnahme der Ausdauerleistung,
- mangelhafter Muskelrelaxation.

Endogene »Noxen« – zentralnervös und/oder peripher – »sensibilisieren« Nozizeptoren in der Peripherie oder ihre Synapsen im Hinterhornbereich des Rückenmarkes und führen so zu einer gesteigerten Schmerzübertragung.

Für alle bisher allgemein gebräuchlichen Synonyme soll ausschließlich »Fibromyalgie« als Krankheitsbegriff benutzt werden.

Autoren

Prof. Dr. med. Hans-Georg Fassbender
Zentrum für Rheumapathologie
Breidenbacher Straße 13
55116 Mainz

Prof. Dr. med. Jürgen Heisel
Fachkliniken Hohenurach
72574 Bad Urach

Privatdozent Dr. med. Peter Keel
Psychiatrische Universitätsklinik Basel
Zweigstelle Claragraben
CH-4005 Basel

Prof. Dr. Rudolf Klußmann
Psychosomatische Beratungsstelle
Medizinische Poliklinik –
Klinikum Innenstadt
Ludwig-Maximilians-Universität
80336 München

Dr. med. J. Lautenschläger
Klinik Auerbach
Heinrichstraße 4
64625 Bensheim

Prof. Dr. med. Heiner Menninger
I. Medizinische Klinik
Rheuma-Zentrum
93074 Bad Abbach

Dr. med. Uwe Moorahrend
Fachklinik Enzensberg
Höhenstraße 56
87629 Hopfen am See/Füssen

Prof. Dr. med. Christian Mucha
Rehabilitationszentrum der
Universität Köln
50931 Köln

Prof. Dr. med. Dr. h.c. Wolfgang Müller
Hochrheininstitut für Rehabilitationsforschung
79713 Bad Säckingen

Dr. med. Gunther Neeck
Klinik für Rheumatologie
Justus-Liebig-Universität
61231 Gießen

Prof. Dr. med. Dieter Pongratz
Friedrich-Baur-Institut
Klinikum Innenstadt
Ludwig-Maximilian-Universität München
80336 München

Privatdozent Dr. med. Bogdan P. Radanov
Psychiatrische Universitätsklinik
Murtenstrasse 21
CH-3010 Bern

Privatdozent Dr. med. Carl D. Reimers
Klinik und Poliklinik für Neurologie,
Abtlg. Klinische Neurophysiologie
Georg-August-Universität
37070 Göttingen

Dr. med. Wilfried Schupp
Fachklinik Herzogenaurach
In der Reuth 1
91074 Herzogenaurach

Dr. med. Arnold Weintraub
Spezialarzt FMH
Innere Medizin und Rheumatologie
Werdstrasse 34
CH-8004 Zürich

Sachregister